任之堂悟道中医丛书

# 任之堂师徒问答录

（第2版）

余浩（任之堂主人）主审

董雪峰 编著

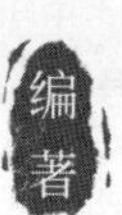

全国百佳图书出版单位

中国中医药出版社

·北 京·

**图书在版编目（CIP）数据**

任之堂师徒问答录 / 董雪峰编著．— 2 版．—北京：中国中医药出版社，2023.10

（任之堂悟道中医丛书）

ISBN 978-7-5132-8396-0

Ⅰ．①任…　Ⅱ．①董…　Ⅲ．①中医学—临床医学—问题解答
Ⅳ．① R249.7

中国国家版本馆 CIP 数据核字（2023）第 183109 号

---

**中国中医药出版社出版**

北京经济技术开发区科创十三街 31 号院二区 8 号楼

邮政编码　100176

传真　010-64405721

三河市同力彩印有限公司印刷

各地新华书店经销

开本 710×1000　1/16　印张 11　彩插 0.75　字数 188 千字

2023 年 10 月第 2 版　2023 年 10 月第 1 次印刷

书号　ISBN 978-7-5132-8396-0

定价　59.00 元

网址　www.cptcm.com

**服务热线　010-64405510**

**购书热线　010-89535836**

**维权打假　010-64405753**

**微信服务号　zgzyycbs**

**微商城网址　https://kdt.im/LIdUGr**

**官方微博　http://e.weibo.com/cptcm**

**天猫旗舰店网址　https://zgzyycbs.tmall.com**

如有印装质量问题请与本社出版部联系（010-64405510）

# 出版说明

学习中医不易，然而学好中医自有其关窍：一为熟读经典。读书百遍，其义自见。只有熟到将中医经典内化成自己的知识和思想，到临床时方能信手拈来，应用自如。二是早临床，多临床。只有通过临床实践才能体会中医如何认识疾病、如何治疗疾病、如何取效。三是多思考，多体悟。学习中医需要悟性。悟性为何？悟性是指对事物的感知力、思考力、洞察力，主要指对事物的理解能力和分析能力。悟性并非完全由先天禀赋所定，后天的培养也非常重要。怎样才能学好中医，开启学习中医的悟性？本套“任之堂悟道中医丛书”试图从经典、临床和思悟等几方面为大家打开思路，提供一点灵感和启迪。

余浩，网名任之堂主人，自幼随祖辈学医，后就读于湖北中医药大学（原湖北中医学院），毕业后扎根基层，访名师，参道学，将中国古典哲学融入中医理论之中，创立阴阳九针等新疗法，用于治疗各种疑难杂症，颇有心得。余浩在湖北十堰创立任之堂中医门诊部，每天坐诊看病，边临床，边带徒，教学相长，在多年的传统中医带教过程中，他和弟子将对中医的体悟、学习的收获记录成册，陆续出版了多本任之堂系列图书，受到广大读者的好评。此次我们选择其中的《任之堂医经心悟记——医门话头参究》《任之堂医理悟真记》《任之堂师徒问答录》《任之堂医案讲习录》《任之堂学药记——当民间中医遇到神农传人》《万病之源——任之堂解说不可不知的养生误区》六本著作进行修订再版，作为本套丛书的第一辑。

本套丛书的第二辑包括《任之堂临床中药心悟 1》《任之堂临床中药心悟 2》《任之堂古中医学启蒙》《任之堂道医脉法传真》《养生之本精气神——任之堂道医养生法》，此五本著作为首次出版，是任之堂主人余浩近年的最新力作。

希望本套丛书能够成为大家学习、体悟中医道路上的良师益友。

出版者

2023 年 9 月

## 写在前面的话：老师的心愿

进入冬天，十堰这几天的天气有点微微的冷，但好在每天阳光柔和明媚，更主要的是老师这段时间对我们提出的问题都一一不漏地耐心讲解，生怕我们有谁没掌握好。我感觉老师就像是隐居在杏林里的高手，他化身为园丁，默默地，一心培养我们这些中医的新苗。今天跟老师一起吃饭的时候，老师还专门跟我们讲："你们在任之堂这里要把心定下来好好学。有什么不懂的都可以问我，我会把我所知道的毫无保留地告诉你们。我一个人的精力有限，看得了一万个患者，看不了十万个。我的生命也有限，我很担心说不准哪天我走了，任之堂这个担子就没人挑了。只要你们真正学好中医，为人品行端正，你们以后在哪里都可以打我任之堂的牌子，把任之堂的薪火传承下去。"

老师的期待，使我们既感激、感动，又很受鼓舞，我心里暗暗下定决心，要把老师传授给我的学术思想记录整理，并传播出去，用我们的星星之火，点燃中医传承的火炬。

但是话说回来，老师虽然有授业传道的心愿，但对来学习的人并不是来者不拒的。

今天就有一个 40 多岁的中年男子，一上午都赖在老师的诊室门口，问他看不看病，他摇头不说话，赶他也不肯走。等到老师看完患者的时候，他跑进来向老师行了个礼，说要拜老师为师学习中医。我们一看，他身材壮实，皮肤黝黑，手掌粗糙，不像个读书人。

老师喝了口茶，心中已然有数，问他："你原来是干什么工作的啊？"

"搞建筑的。"他回答道。

“那你以前有没有学过中医啊？”

“没有。”

“你现在记忆力好不好啊？”

“记忆力不怎么好了。”这人还挺老实的！

“那你学中医干什么呢？”

“给别人看病啊。”

“你没有中医执业资格，不能给人看病，给人看病是违法的。”老师提醒他。“怎么不能，肯定可以的啦。”这家伙犟得很。

“中医没你想得那么简单，深奥得很，要学有所成，起码要个十几年。十几年你都老了，就算学好了也不能给人看病，大好光阴都浪费了。你应该老实做好你自己的本分工作，这样才能实现你的人生价值。”老师好心规劝他。

“不行，我一定要学，你不收我就不走了。”

真是死不回头啊。老师一看他这架势，对他讲道理简直是对牛弹琴。于是给他一册《清净经》，对他说：“好吧，既然这样，我就给你个机会。只要你在三天内把《清净经》背会，我就收下你。”

他一看，《清净经》字数不多，点头表示接受。拿着小册子就开始读起来：“太上老君曰……”这读得比涩脉还不流畅，我们不禁摇摇头。

我把这些写下来，是想提醒那些看了老师的书就头脑发热想过来拜师学习中医或者自学中医的外行人：术业有专攻。中医很深奥，自己了解些简单的中医养生知识就可以了，不要想着学了给自己或者别人看病。皮毛之技不但会害了自己还会害了别人。自古虽然不乏自学成才的大医家，但那些都是百年一见、天资超人的骄子。老师虽然很希望能把中医传承发扬光大，也欢迎大家来任之堂学习交流，但对前来学习的人也是有要求的，并不是每个来的人老师都会接收。而且，即使要来学习，也要事先征得老师同意才行。这杏林的园丁，他也要选好的苗子来培育。不然，不但苗子长不好，园丁的心血也要白白浪费。

# 自序

我 2003 年毕业于广州中医药大学七年制中医班，毕业后在广州一家三甲中医院工作。和不少中医学院毕业的学生一样，工作后我很快抛弃了中医，把精力都放在西医及手术上。但随着理论认识的深入，技术的成熟，以及经验的不断积累，我发现，有一小部分手术是不得不做，别无选择的，但更多时候手术都不是必要的，甚至是多余的。而且，即使手术做得再完美，也不如通过中药治愈的好。毕竟，手术会造成创伤，有的创伤永远无法修复。而手术无法改变患者的体质，治标不治本，难免存在复发的隐患。于是我把丢了多年的中医捡起来再学。中医理论很深奥，独自摸索的过程很艰苦，每取得一个小进步都来之不易。2010 年初，科室把我安排到门诊工作，我得以从手术中解脱出来，全身心扑到中医上，加上门诊接触大量的患者，增加了实践机会，我的中医水平得以迅速提高。随着学习的深入，我发现，中医的核心就是对世界万物气化关系的观察，学习中医的过程，其实就是悟“道”的过程。要悟道，就要修心静心！带着追求利益的欲望去学习中医，只能浮于皮毛的层面。而今有些医院受利益的驱动，中医在医院发展表面欣欣向荣，其实并非如此。医院给了我学习和实践的机会，我深怀感激。但我深感在这种环境下，靠个人的摸索已经无法在中医的精进上再取得进步。深思熟虑之下，经过和家人沟通，取得理解和支持。再与老师再三接触，取得老师同意后，我于 2012 年毅然辞职，来到任之堂余浩老师这里，开始了跟师学习的旅程。

余浩老师与我年龄相仿，但他医术精湛，医德高尚，士德尤厚，既有济世救人之心，又怀中医传承之忧。他言传身教，有问必答，毫无保留，在亦师亦友的学习过程中，我的中医水平和人格修养在不知不觉中都得到了很大的提高。

我感慨中医的传承过于保守，感激于余老师对我的教导，立志于中医的传承传播。所以，在学习的过程中，我把余浩老师的学术思想结合我个人的思考，记录成书。以馈师恩，以明吾志。受当年民国名医祝味菊和徒弟陈苏生师徒质难之作《伤寒质难》的启发，本书采用师徒问答的写作形式，将我们平时跟诊所遇到的问题和自己的思考、老师的解答，融合在一问一答之中。

由于水平有限，书中错漏之处在所难免，望读者多加指正，以便再版时改正完善。

同时，本书在编写的过程中，得到了张宇、王彩玲等人的热心帮助，借此致以感谢。

杏林使者：董雪峰
2017 年 5 月

# 目录

# 01

# 不孕不育另有因，生活习惯成元凶

不孕不育越来越常见。有的患者久治无果，在医院做完各种检查，也找不出原因，却不知在自己的日常生活中，早就种下了不孕不育的种子。

## 水果伤阳生湿，多吃不利于孕育

一个年轻的女性患者因“先兆流产 1 个月”来就诊。老师一摸患者手冰凉，一诊脉发现患者尺脉不足，于是给患者开方，方以五子衍宗丸加四逆散为主加减。同时问患者平时吃水果多不多。患者说平时吃水果多，怀孕后吃得更多。老师严肃地警告患者：“不能再吃水果了，否则你是怀不上小孩的。”

患者年轻气盛，一听这话，很不服气地反问老师：“不吃水果怎么补充营养和维生素呢？胎儿缺乏维生素怎么生长的了啊？”

这样的观点，我们真是听得太多了！

老师提起声调，但还是耐心地跟患者解释：“水果是植物储备种子用的，种子中含有精华之气，和人的肾精同气相求，多吃水果会将它们的水湿之气带入肾中，不但会损伤肾中阳气，还会化生湿浊之气，导致子宫阳气不足，水湿过重。这样胎儿是无法附着生长的，就像湿冷的土地上庄稼苗子无法生长一样。不仅不能怀孕，水湿积聚过多，日久还会长出肿物来。现在卵巢囊肿、子宫肌瘤、不孕不育、先兆流产等疾病非常多见，很多都和多吃水果有关系。我们见过不少患者，一天到晚水果不离手，结果子宫长满肌瘤，不得已把整个子宫都切除了，自己还不知道是怎么导致的！营养和维生素在日常的饭菜中都已足够，而且，现在有的果农为了谋求利益，给水果打激素和避孕药，使得水果不结种子。水果原来的生长过程中用来结种子的精华就会转化为果肉，因此长得肉多个头儿特别大，表皮特别光亮，果子里面还没有种子，消费者就喜欢这样的水果。但是人在吃这种水果的同时，把其中的激素和避孕药也一起吸收了，那还怎么怀得了孩子呢？”

听了老师这番话，患者终于信服认错了。这同时也让我想起当年广州传染性非典型肺炎（SARS）流行的时候，有的护士因照顾患者感染SARS病毒而发病，医院在无计可施的情况下，选择给她们静滴大剂量的激素来控制病情。后来这些护士绝大部分都出现了股骨头坏死，有的还有多次的流产，好不容易才能怀上孩子。这难道不正是因为激素损伤肾精导致的吗？！

“但是，为什么水果对人们有这么大的吸引力呢？”我问老师。

老师分析说：“现在人们心里都比较浮躁，心胸之中常常有火气。水果性凉而味甘，凉能清烦热，甘能缓急躁。所以很受欢迎。但是吃了以后，燥火只能一时减轻，而水果的寒湿之气却下趋，伤脾肾阳气，日久就会形成下焦寒湿积聚，导致上焦燥火不能下行，反而加重。人们就会更加喜欢吃水果，形成恶性循环。因此有的人一吃起水果来就停不了手。当然，也有的人是因为无知，听信一些所谓专家的话以及一些传言，以为吃水果能美容和减肥，才坚持每天吃水果。”

“那么，医院医生经常让手术后以及重病的患者多吃水果来补充营养和维生素也是不对的。”我说。

“是的。”老师接着说，“手术后以及重病患者本身正气不足，是不应该吃水果的。”

“难道水果就不能吃了吗？”我问老师。

“当然不是。”老师答道，“当季的充分成熟的水果还是可以适当地吃。但是那些阳气不足，寒湿过重的人，比如经常怕冷、心慌掉气，经常腹痛腹泻，经常小腹冷痛的人，最好就不要吃水果了。”

## 气逆不降难怀孕

一个年轻妇女因为结婚好几年都怀不上小孩而来老师这里求诊。

老师诊完脉后，正色跟患者说："你的脾气性格要改，不然你是怀不了小孩的。"

患者反驳道："没有的事，我平时脾气好得很。"声音虽然大，底气却不足。老师提高声音说道："你的脉弦亢上冲，没有一点柔和下潜之意，说明你脾气坏，性格刚强，爱顶撞父母和长辈，不肯认错。如果你做人做事一直不肯认错低头，你的气血就下不去。你的肾本来就虚得很，如果气血又不能下行到子宫那里，你就永远怀不了小孩。你的脉象都摆在这里了，还骗得了我吗。"

"不光如此，脉弦亢上越，说明气机上逆，浊气不降，就容易引起甲状腺疾病，引起乳腺肿块甚至乳腺癌，脸上就会长黄斑，会导致脖子僵硬，这就是为什么人们都说脾气不好的人是硬脖子。所以女性很多疾病都和脾气有关系，这些患者脾气不改的话，吃再多药也是没有用的。"

患者默默不语，示意老师开药。老师于是给开了五子衍宗丸补益肾精，又加上黄连温胆汤泻肝胆气，降逆气。

我问老师："弦亢脉具体是怎样的呢？"

老师解释说："就是摸上去像绷紧的琴弦一样，硬邦邦的不柔和。但按下去，很有力，有股力量向手指顶过来的感觉。这脉象是人整体气血情况的反映，人的脾气性格怎样，脉象上都会有表现。患者说的话不一定是真的，但是脉象却是不会骗人的。"

我听了老师的话，头脑中电光一闪，那些脉象弦而刚劲的人，确实是性格很刚强，死不肯认错，或者是嘴上认错，心里却仍不服。而且这些人的病大多治疗效果不好。看来，对于这类患者，必须要引导他们提高自身素质，改变内心世界才能达到治本的效果。可见，一个优秀的中医生，不能只停留在见病治病的层面，而是要能洞见患者的禀性，并引导患者的内心。也就是说，不光治病，还要"治心"！

# 02

# 陈萝卜缨，降气化痰的好药

今天节气是小寒，天气顿时变得更冷一些了，同时还下起了绵绵细雨。天公虽不作美，但今天我们收获却不小。

## 被遗忘的咽喉科良药：陈萝卜缨

到中午时刻，老师把患者看完后转过头来跟我们说：“今天是小寒，我们下午到地里拔萝卜去。”我心里一愣。这种阴雨天，再勤劳的农民都躲家里了，老师不是开玩笑吧。我赶紧确认：“今天下雨，真的要去？”“不但要去，下午还要早点去。今天是小寒，正是时候把萝卜拔起来做陈萝卜缨。”老师口气很坚决，不是开玩笑，令我有点小小的失望。

话说这陈萝卜缨还真是个好东西。已故六世家传咽喉科名医耿鉴庭就十分推崇这个药。它药性平和，不伤正气，特长于降气化痰，消食开胃，利咽开喑。一切咽喉病、痰病都可以用之，且效果很好。非常适合伤食多痰的现代人。就是制作起来比较麻烦，要在小寒那天把萝卜缨连着萝卜拔起，倒挂起来，让缨子受风吹霜打，同时慢慢地把萝卜中的精气和大自然的精气一起吸收到缨子里面，挂起来后还不能受到雨淋。一直挂到立春，才算做好。因为制作麻烦且费时间，现在这味药都没有卖的了。我去年跟老师提出自己做这味药来用，老师立马同意。我俩还专门跑到农民的菜地里，去搞了一车约500斤带缨子萝卜回来，一群人忙东忙西的，把萝卜缨带萝卜穿好，挂起来，雨天就收回去，晴天就晾出来。到后面做成时都傻眼了，500斤萝卜，才做了不到10斤的陈萝卜缨！

陈萝卜缨做出来后，老师用到临床上，效果确实很好。所以今年老师特别在租来的菜地里专门留一块来种萝卜，就是为了做陈萝卜缨。

下午约两点，老师、李科、王彩玲和我一行人来到菜地里，每人穿一件小雨衣，拔萝卜，抬萝卜，拔萝卜，抬萝卜。我们一边忙一边和老师聊天，时间过得也真快。

## 酒肉生活毁人生

和老师一直忙到下午约四点半。大家的裤子里外基本都湿透了。等我们到老师家里，把萝卜摆好，时间已经走到了五点半。

师母给我们倒了杯热气腾腾的普洱，老师说，喝了可以暖胃。然后打开电视要跟我们一起看个中医小视频。我心里未免有点焦急。等会回去要换衣服，洗澡，吃晚饭，晚上八点钟还要赶回药房听李德恒老师讲传统文化，听完课，今晚手头还有很多东西要写。这什么小视频，有啥好看头！

大家都在喝茶看电视，我暗自烦躁不安。这时候老师电话响了。原来是老师一直看的一个重病号，病情突然不稳定，想要老师过去看看。“走！”老师立即招呼我们上车。这下真要赶着走了。

这个病号我很久以前跟老师一起看过一次，对他还有点印象。关于他的故事真是足以警醒世人。患者是约 50 岁的男性，是个单位的领导，工作以来，饭局应酬不断，每顿都是大鱼大肉大酒，还经常吃野味。时间长了，胃肠开始出问题。终于有一次胃肠出血，不得已做了肠部分切除术。此后不久，脖子又出现问题，去医院检查，医生说颈椎压迫神经，不马上做手术的话会有中风的危险。于是赶紧住院做了手术，谁知道这次手术竟然是噩梦的开始！手术后双手开始出现麻木，无力。去医院做遍所有检查，手术没问题，也查不出个所以然来。患者不信邪，找到据说是全国做颈椎手术最好的医院，又做了一次手术，症状依旧。于是患者东奔西走，开始了漫长而又盲目的求医之路。但病情仍一日一日加重，终至全身手脚无力，卧床不起。后来患者家属找到了余老师。余老师每次有求必应，上门细细询问病情，摸脉，针灸，处方，开导患者和家属，并想尽办法，请来各路高手会诊治疗。患者的病情得以保持稳定，但是也没有能够好转起来。但值得庆幸的是，患者在老师的开导下，幡然省悟，对自己过去的酒肉生活痛心疾首，并改过自新，信从佛教，不再吃肉，每日听佛经念佛经，并说如果能有来生，只愿清清淡淡，安安静静地过朴素健康的日子。

这正是：

我用前生享尽福，
却余残生受尽苦。
佛若有缘来相度，
宁愿清贫住茅庐。

想到这个患者病情复杂，不知道要看到什么时候，我不禁眉头暗锁。老师似乎看穿了我的心思，到目的地的时候，用力一拍我的肩膀：“走，一起看看。”老师这一拍，使我顿时惊醒：这考验人的时刻，何尝不是上天给予我们的一个磨炼心性的机会呢！老师这是带着我们修行啊！这一转念我心里立即开朗起来。我们快步疾走，赶到患者家里。

从此，每次遇到困难或者不顺心的时候，我都会转换思想，把它当作是一次磨炼的机会。这样，我发现自己慢慢地变得沉稳些了。

## 痰热结于心下用小陷胸汤

来到患者家里，一问病情，原来是患者这几天反复胸闷气顶，胸口有痰难出，尤其吃东西和坐起来的时候明显。刚才就是觉得一口痰气堵塞在胸口，出入不得，所以才赶紧打电话给老师。

我们都给患者仔细摸脉，发现双手脉上越明显，双尺脉沉。脉象滑利如滚珠。可见痰气盛极，涌于上焦。

再摸手少阴神门脉和足少阴太溪脉，都是浮取不得，沉按指下却有股力气窜动不已，且顶指有力。加之患者舌苔厚浊，口气热臭，说明浊气深重，把体内正气压迫到极深，以至于心肾阳气郁而化热，却又无力宣泄，外出无门。

我们接着仔细观察患者的手，发现手掌中央和合谷处肌肉萎瘪，按之即深深下陷到骨，按后久久不能鼓起。这说明肺脾之气完全衰败，脾不能运化，肺不能敛降，所以导致痰气壅塞上焦。

老师先是扎一针内关，将厥阴心包之气保护住。然后让家属用一个白萝卜煮水，让患者小口喝下。经过处理，患者胸闷气顶，胸中有痰的症状才逐渐地缓解了。开始慢慢地和我们交谈起来。

老师耐心地给患者及家属解释病情，开导他们的情绪，回答他们的疑问。

我心里并不着急，但是我很想知道老师如何给患者开方。因为像这种大实大羸同时存在的患者，补之则邪壅，攻之则正伤，用药稍有不对，后果不堪设想。

老师开了小陷胸汤。用黄连5克，全瓜蒌30克，法半夏20克。我后来私下问："黄连苦寒、瓜蒌滑泻，两者都会损伤正气，用了难道不怕患者正伤气脱吗？"老师解释："急则治其标。患者少阴脉亢，证明心经有热，用黄连可以清。脉上越而滑，说明痰气上壅，用法半夏和瓜蒌祛除。痰热壅盛当前，只要掌握好用药的度，这药用上去就会攻逐邪气而不会伤到正气。俗话说'有故无殒，亦无殒也'，就是这个道理。在重证面前，要胆大心细，粗心大意招祸害，裹足不前误时机。我们通过认真仔细的观察，确认痰热壅盛无误。所以敢于大胆使用小陷胸汤。"

第二天，老师收到患者家属发来的短信，反馈说吃了药以后，症状好转了。患者吃了几天小陷胸汤，病情稳定后，老师给他换了黄芪建中汤温补脾胃。

## 欲望最能消耗人的气血

等看完这个患者，我们已经没有时间吃饭填肚子了。老师驱车带我们赶回任之堂。他开玩笑说："既然我们今晚来不及吃饭，那就吃一餐丰盛的精神食粮吧。"

来到任之堂药房，屋里早已经坐满了来听课的学生，还有不少患者也过来了。稍做准备，李德恒老师开始了精彩的演讲。从古到今，从易经到八卦再到医学和佛教，从老子到慧能六祖，修行与性格，善恶与报应，从孝敬父母到行善积德……李德恒老师将传统文化的博大精深和美丽动人展现在我们面前。

李德恒老师的课讲完了，我们意犹未尽，时间也不知不觉到了晚上十点半。老师问我们要不要去吃饭。"现在一点也不觉得饿了。"王彩玲说出了我们的心声。

其实我们来的时候还觉得饿，很有想吃东西的欲望，但等我们静下心来聚精会神地听课的时候，那种饥饿的感觉反而消失了。

原来，我们的饥饿感很多时候只是欲望的表现而已，当人的欲望越多，就越容易饿，因为人的欲望最能消耗气血。所以，那些双手脉亢越，双尺脉不足的人，大多都是因为被欲望驱赶不能自已导致的。很多人整天吃吃喝喝，填的是他们心里的空虚和欲望。

当人的心保持清净的时候，人体需要的能量是非常少的，那些修行的师傅们，他们早上四点就要起来念经，念完经还要下地干活，晚上还要继续念经，但他们只吃中午一餐饭就足够了。

对于一个有心精进的人来说，首先要管好自己的欲望。要管好自己的欲望，最低要求就是能管得住自己的嘴巴！

上午跟诊，下午劳动，晚上出诊实战和享受精神大餐，充实的一天就这样过去了。平素睡眠不好的我，这一晚却睡得尤其踏实。

# 03

# 孩子生病，多由于家长之错

经常听到家长抱怨：“我们家小孩怎么老是生病。”却不知，孩子生病，大多数都是家长导致的。

## 儿童斑秃脱发，食积惹的祸

时不时会看到小孩因为头发枯萎发黄，甚至斑秃掉发而来就诊。

这令我们觉得很是惊讶。我问老师：“小孩子生机旺盛，朝气蓬勃，就像初升的太阳一样，充满活力。而且来看病的小孩大都生活条件优越，平时爱吃啥就有啥，怎么会出现掉发的呢？”

老师告诉我们，他通过和孩子父母的交流发现，一方面，这些父母都非常疼爱孩子，从小给孩子吃的都非常“好”，什么进口奶粉、饮料、巧克力、蛋白粉、各种高档水果、饼干、零食，等等，有个家长还骄傲地告诉老师，她一直都是给孩子吃进口的羊奶粉；另一方面，家长却很少陪伴和教导小孩，放任小孩吃零食和冰冻食品饮料。而太过营养的食物和零食壅滞胃肠，难以被消化吸收。小孩的脾胃本身就比较虚弱，过多的营养堆积在脾胃里就会变成垃圾，阻塞血络，损伤脾胃，导致脾不生血，肝血不足以濡养头发（发为血之余），头发当然就会枯黄脱落。就像花儿一样，过度施肥，反而会导致土壤板结，花儿也就会枯萎。《黄帝内经》讲：“阴之所生，本在五味，阴之五宫，伤在五味。”就是这个道理。不仅如此，不能消化的垃圾在胃肠里日久会变成毒邪，就像垃圾放久了就会变臭一样，这些毒邪侵入人体脏腑，就会长出不好的东西来。

怪不得！在老师这里，我们曾经看到过 13 岁的卵巢癌患者和 7 岁的肝癌患者前来求诊，这难道还不足以引起大家的警醒吗？！

不光如此，怀孕中的母亲也要注意不能乱吃东西。有的婴儿一生出来就有严重的湿疹，还有的小孩 2 岁多就有白带，这和母亲在怀孕期间过多地吃水果和海鲜有很大的关系，因为这些都能损伤脾阳，化生湿毒。怀胎十月，母子同气，孕妇体内的湿毒会传给胎儿，从而对小孩的先天体质产生很大的影响。同样，如果母亲怀孕期间心情不好，生活习惯不健康，经常熬夜、上网等，也会对孩子的健康产生不良影响。所以，天下的母亲们，怀孕期间都要注意生活饮食健康，并且控制好自己的情绪。妈妈生活饮食健康，心情愉快，宝宝也就健康活泼。

“对于小孩子这种因为饮食积聚导致的掉发，应该怎么治疗呢？”

老师告诉我们：“对于这种脾积引起脱发的小患者，给予四君子汤健运脾胃，加珠子参和鸡矢藤化胃肠积聚，加黄芪、当归养血。一般治疗效果都很好。但是家长要督促孩子，把饮食习惯改过来，不然吃再多的药也是没用的。”

## 孩子就是家长的一面镜子，家长就是孩子的太阳

一个家长带着他 7 岁的儿子一起来看病。父亲是经常看电脑，久坐不动，头晕眼睛干涩。老师说他是脾虚肝血不足。小孩子则是因为纳差、腹胀、大便干结而来就诊。这显然是脾虚有积引起的。老师开完方后告诫家长："不要让小孩吃零食和街边的烧烤、油炸食品，不要吃冰冻食品和冷饮，少吃水果少吃肉，多吃青菜。"家长听了转头责怪他的儿子："听到没有，叫你不要吃零食和冷饮，你偏不听。"老师严肃地对患者说："我这话是对你说的。子不教父之过，儿子没学好，就是当爹妈的责任。你要自己身体力行，做好榜样，孩子才能学好。不然，你怎么骂他也是没有用的。"那个家长听了老师这一番话，顿时惭愧不语。

孩子就是一张白纸，跟父母相处最多，受父母影响也最大。父母经常打骂孩子，孩子就会有暴力倾向。父母一回家就玩手机看电视，孩子就跟着整天看电视玩电脑。父母大方开朗，孩子就阳光活泼。父母常年不回家，只顾着在外面赚钱，把孩子丢在家里，孩子就会变得像根草一样，孤苦伶仃，野性十足。

我们见到不少家长，年轻的时候忙着赚钱，从没有关心过孩子。等赚到钱以后，回头一看，孩子小小年纪就严重抑郁，还有一身坏习惯和怪病，同时也和父母形成了深深的隔阂。这些家长后来带着孩子四处求医，一说起孩子就一把眼泪一把鼻涕。可是，这又是谁导致的？！当初你们抛弃了孩子，现在孩子抛弃了你们，这又能怪谁呢？！

父母就是孩子的太阳，就是孩子的天和地，父母的陪伴对孩子的身心健康非常重要。记得我一个老乡的小孩，才 14 岁，父母在外面打工赚钱，孩子一个人寄宿在学校。平时吃饭不方便，就天天泡快食面吃，快食面里面的调料含有大量的味精等调味品，闻起来好像很开胃，但是味精乃甘中精，最伤脾胃。孩子吃的时间长了以后，年纪轻轻就得了很严重的糖尿病。来找我们看的时候，查空腹血糖竟然高达 30mmol/L（正常情况下空腹血糖不高于 6.1mmol/L）！内分泌科医生赶紧把她收住院，生怕发生糖尿病酮症酸中毒。孩子才 14

岁！得了这么严重的糖尿病，对她来说，以后的生活都会蒙上阴影，花一样的年华，竟然遭受命运如此不公平的对待！这是谁导致的？父母抛家弃女奔走外乡，赚的钱还不够孩子的医药费，这是何苦！

还记得一对夫妻带着 12 岁的女儿来求诊。孩子才 12 岁，竟然得了严重的心衰，要靠安装的心脏起搏器维持！我们看到她面色青白，没有一点神气，目光黯淡，没有一点朝气，性格内向，一直不语。看到她脸上平静又无奈又无怨的表情，我能感受得到她已经忍受过太多的失望和孤独，以致终于习惯，而成了一个站在世界边缘的沉默者。老师问家长她的病是怎么得的，家长一问三不知，只能告诉我们她的病是半年前发现的。老师再问他们，有没有在孩子身边一起生活。母亲告诉我们，这么多年来，他们一直在外面做生意赚钱，从来没有照看过他们的孩子！我看孩子的父母，穿着光鲜，男的手上戴着金闪闪的名表，无疑是事业的成功者。但我觉得他们有再多的钱，也没法拥有天伦之乐了。老师把完脉后，又去摸孩子的太溪脉（足少阴肾经太溪穴位置）和趺阳脉（足阳明胃经冲阳穴位置），发现都摸不到。于是实话告诉家长，孩子的病治好的希望不大了。孩子的母亲一下哭出声来，请求老师一定要想办法治好他们的孩子。老师说："解铃还须系铃人，病情到这一步，药物作用已经不大了。孩子心脏没有力量，就像天地没有太阳一样。父母就是孩子的太阳，你们要多陪伴她，关心她，给她精神上的力量，这远远比吃药效果要好得多。"是啊，老师说的一点没错，父母的关怀，就是给孩子最大的力量。比如说，那些脑瘫的小孩，吃药效果微乎其微，但是如果父母不离不弃，始终如一地关爱孩子，坚持训练教育孩子的话，孩子就有可能取得远远超过平常人的成就，这方面的案例实际上是屡见不鲜的。

所以，孩子就是父母的一面镜子，父母就是孩子的太阳。愿天下父母们，为了孩子，也为了自己，常常躬身自省，以身作则，好好地陪伴教育自己的下一代，用亲情，照亮温暖孩子的未来。要知道，亲情的温暖，远远比金钱和事业重要。为了钱而抛弃孩子，等老了，就会发现自己孤独地站在冰冷的钱堆上。没有亲情的温暖，晚风凄凉啊。

# 04

# 冬令养生，养其收藏之道

进入冬季，冬泳爱好者们开始蠢蠢欲动。他们认为坚持冬泳可以锻炼意志，增强体质，延年益寿。还有减肥、改善睡眠、治疗高血压、哮喘等神奇的效果。果真如此？我们还是用事实结合理论来说明问题吧。

## 冬泳耗阳，逆天折寿

有一个 48 岁的男性患者，怕冷、胸闷、心悸 1 周，伴胃部及小腹部凉，受冷则大便溏泄。我们发现随着天气越来越冷，像这样的患者就开始慢慢多了起来。

老师给患者摸完脉后对我们说："这个患者双寸脉沉软而迟。上焦阳气不足，心胃阳弱，寒气侵袭，导致发病，治疗要从心和小肠入手。"

患者告诉我们，他平时身体都很好，前段时间跟朋友一起去冬泳，游了几天后就开始出现不舒服了。

老师批评患者说："冬季万物皆藏，人也要顺应自然规律，保护好自己的阳气。连动物和虫子都知道躲起来避寒，你们还要在冬天这么寒冷的天气里去游泳，耗伤阳气，能不发病吗？"

"但是我看到有些坚持冬泳的人，身体很好啊，他们平时都很少生病。"患者说道。

"那是因为冬泳通过寒冷的强烈刺激，硬把身体潜在的阳气逼出来使用，这种行为与冬季收藏精气的养生规律完全逆反，这就是逆天而行。逆自然规律而行，迟早会得大病。提前透支阳气，也必然导致折寿。"老师说道。

的确如此。记得有一个专门关注养生的学者来和老师交流，他追踪那些冬泳的人已经有 10 多年时间了。他告诉我们，长期冬泳的人，在 50 岁到 60 岁这段时间内身体一般很好，但是一过了这个时间后，身体状况马上就急转而下，很多人都得重病，晚年生活非常痛苦。这显然就是冬泳提前预支身体阳气的缘故。

患者恍然大悟，“以后再也不敢去冬泳了。”他说。

随后老师开方：

| | | | | |
|---|---|---|---|---|
| **全瓜蒌** 30克 | **薤　白** 20克 | **桂　枝** 15克 | **红　参** 20克 | **银杏叶** 40克 |
| **炙甘草** 10克 | **肠六味**（火麻仁 20克，猪甲 5克，艾叶 5克，苦参 5克，鸡矢藤 30克，红藤 20克） | | | |

方中心肠同治。用瓜蒌、薤白、红参、银杏叶、桂枝、炙甘草补助心阳，用肠六味通小肠之气，将心经寒气从小肠外泄，同时调动心与小肠的表里循环。气机循环，补而不滞，则无火壅为热毒之忧，且温补力量更强。我们经常看到老师用这个思路治疗心阳不振证型，屡屡获得满意疗效。

## 秋冬养阴，指的是要顺应秋冬敛藏之气

所以，我们禀自然气化而生，平时生活起居就必然要遵循自然规律。所谓“人定胜天”，那是痴人妄语，人若能胜的了的，那还能叫天吗？！《黄帝内经》说：“冬三月，此谓闭藏，水冰地坼，无扰乎阳，早卧晚起，必待日光，使志若伏若匿，若有私意，若已有得，去寒就温，无泄皮肤，使气亟夺。此冬气之应，养藏之道也。”提示我们，冬季是封藏季节，在这个季节里，要顺应大自然封藏的时气，必须注意保暖，保护阳气，不能让它外发而消耗。

或许有人会问，不是说“秋冬养阴”吗？“秋冬养阴”当然没错，错的是不少人将“秋冬养阴”中的“阴”看死了，死板地将其理解为“阴精”“阴血”，其实《黄帝内经》明确指出“此冬气之应，养藏之道也”，即“养阴”指的是顺应大自然的敛藏之气，行使肾气的收藏之令。所以，冬泳逼阳外出，和冬季的养生规律完全背道而行，就迟早会出问题。

# 05

# 兴阳要穴：大椎穴

大椎穴位于第 7 颈椎棘突下凹陷中。为手足三阳经的阳气及督脉的阳气汇聚之处，穴内的阳气充盛如椎般坚实，故名大椎，是振奋、宣通阳气的要穴。

## 大椎不保，咳嗽不好

一个 46 岁的女患者，感冒后咳嗽，头痛汗出，鼻塞流涕，腰背冷。去西医院看，吃了药好转不明显。干脆不吃药，以为挨过几天自己就会好了。没想到两个多星期过去了，病情一点没好转。实在挨不下去了，赶紧跑来老师这里向中医求救。

老师摸完脉，再看看患者的舌头，问："你平时有没有做什么运动啊？"

"有的，我经常运动锻炼身体。"患者挺自豪的。

"做什么运动呢？"

"我每天早上都到公园去跳舞。"

"你跳舞的时候是不是穿低领的衣服呢？"老师问。

"是的，我们跳舞的服装统一是低领的。"

"那就怪不得你感冒好不了了。你本身心肺阳气不足。早上天气寒冷，穿低领衣服会把脖子上的大椎穴暴露出来，风寒就会趁机入侵。一方面损伤心肺阳气，一方面导致寒邪久留不去，你的感冒咳嗽就会一直好不了。"老师告诉她。同时让我给她按压大椎穴。

按揉大椎穴后，患者觉得腰背暖和多了，症状也随之减轻。我顺便抓紧时间给患者把了把脉，发现她脉细，脉气弱，双寸脉尤其细弱，稍不留神就摸不到。

老师处方，用桔梗、枳壳、木香加凤凰衣理气止咳，用桂枝汤加附子、龙骨、牡蛎温壮阳气。

“那我平时该怎么办呢？”患者临走前问道。

“平时不要穿低领衣服，要把大椎穴保护好。另外，早上要等太阳出来，天气暖和些了再去运动。”

原来，这脖子上的大椎穴是个十分重要的地方，可惜很多人都不知道。

## 大椎穴宣阳，既能散寒，也能透热

今天有个患者早上来挂号时受凉了，看病的时候跟老师说早上到现在头发蒙，背后一直发冷，伴有鼻塞，问老师能不能顺手给处理一下。老师站起身，来到患者身边，用力在患者的大椎穴上揉按了一会，问患者感觉怎样。患者舒展一下腰身，欢喜地告诉我们：“按揉大椎穴以后，头蒙消失了，背后也觉得变暖和了。看来这个方法治疗感冒伤风，比打针吃药好得多啊。”老师转头跟我们说：“大椎穴用得好就是个宝。人们感受风寒邪气，首先侵犯的都是大椎穴。凡是背后受凉，脖子僵硬的，用力按揉大椎穴都会有效。”老师自己有一次去爬山，吹到冷风受凉，脖子酸痛僵硬，自己用力揪了一会儿大椎穴就好了。后来，老师专门准备了很多的辣椒风湿膏，凡是见到督脉阳气不升，肩颈脖子不舒服的患者，都给他们在大椎穴上贴上一帖药膏，把大椎处的风寒湿气散开，让阳气宣发出来。效果也不错。我们自己也都试过，贴了大约 1 个小时后，背后就会变暖发热，脖子和头目都会变得清爽。

“大椎穴怎么会有这样的功效呢？”我问老师。

老师解释说：“大椎穴是督脉循行路上的一个重要穴位，是手足三阳经和督脉交会出入的地方。因此，这里是阳经的大会，是阳气升发的一个重要站点。经云：阳气者，卫外而为固也。阳气从这里发出，形成保护人体的第一道屏障，当然也同时是风寒邪气入侵人体的第一道关口。”

“所以，按压这个穴位，能激发阳气通行输布。阳气激发，能温煦机体，克制阴寒，因此能治疗各种虚寒和表寒证，如哮喘、感冒、鼻炎等都可以辨证使用。同时，阳气流通宣发，则不会郁聚而化生热毒，因此，按压这个穴位，还能起到退热、消热毒肿痛的作用。因外感引起的发热，阳气困阻导致的咽痛、扁桃体红肿疼痛等都可以用。且用之有良效。小儿高热用之退热，效果也很好。”

确实，在腰部膀胱经和督脉上刮痧，按揉大椎穴，或者大椎穴放血拔罐以及耳尖部放血等都是退烧的好办法。用之效果明确。现在有很多家长，一看到小孩子感冒发热，就心急得马上带孩子去打抗生素降温。放着我们老祖宗留下的这些简便易行无副作用的方法不用，却要去选择费钱费时间，而且损伤脾胃和人体阳气的抗生素治疗，这真是抱着金饭碗去讨饭，不识宝啊。

很多人都不知道大椎穴如此重要，不懂得好好地保护。非但如此，不少爱美之人尤其是年轻女性现在都常爱穿低领衣服，有的人甚至把脖子和肩膀都露出来，这样把大椎穴暴露出来，不就相当于打开了人体防御外邪的大门了吗？！加上又经常出入空调环境，导致风寒之气反复入侵，疾病就会反复发作，缠绵不愈。所以，那些经常问医生为什么自己的鼻病、心肺疾病会反复发作的人，不妨反问一下自己，有没有保护好你的大椎穴！

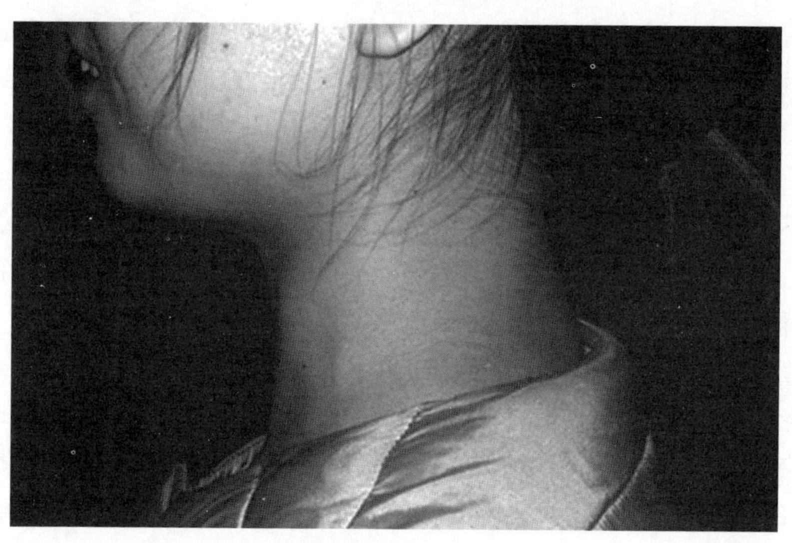

**大椎暴露，城门大开**　　　　**（见彩图1）**

# 06

# 气机循环从不独行独往

今天来了一个肩颈部僵痛不舒服的患者。老师给患者诊了脉后说："你左寸脉不畅，膀胱经不通，所以肩颈部不舒服。"

患者问："我每天下午三点钟以后都会胃痛一阵子，这是怎么回事呢？"

我心里还在思索着答案，老师已经脱口而出："下午三点到五点是申时，足太阳膀胱经行令。你因为膀胱经不通，后面气机升不上来，前面的胃气也受到影响而降不下去，因此会出现胃痛。同时，胃气降不下去，也会影响膀胱经气机的上升。两者是相互影响的。"

老师又转过头来跟我们说："有的人吃了鹿茸会流鼻血，是因为鹿茸把阳气带到上面后却下不来，但如果加一味大黄一起吃，升降形成循环就没事。"

然后老师给患者开方，以葛根汤打底，加一味防风以助提升膀胱经阳气，且防风药性平和不伤胃气，接着又加一味枳实以降胃气。这样，在防风和枳实升降循环的带动下，葛根汤就能更好地发挥作用了。

看到老师这个处方思路，我默默地记在心里。眼前出现一片开阔的景象：人体前后、左右、内外莫不互为循环。气机循环流动从不会有上无下、有内无外、有左无右。佐之以降，能助升之力；佐之以内收，能助外发之力。就像一个拳头，只有先内收，打出去才能更有力。

# 07

# 邪之所凑，其气必虚

这天，任之堂又来了一位气机亢越的患者，老师看完后开了黄连温胆汤。沉思了一会儿，问患者："有没有脖子肩膀疼痛啊？"

"哎呀，我的脖子肩膀经常痛，一吹风受凉就很难受。"患者答道。

我听了觉得很不对劲，就去摸患者的脉，发现如意料中的一样，患者左寸脉浮亢，大而有力。我不禁感到疑惑：我们平时判断患者是否有肩颈部的问题，主要依据左寸脉是否沉细不畅。这个患者的左寸脉浮亢，那老师是依据什么来判断患者肩颈有问题的呢？

老师解释道："脉气以和缓从容为中正，是正气的表现。太过则刚劲，不及则迟弱，都是邪气的表现。患者左寸脉浮亢有力，说明邪气壅亢于对应位置，一方面消耗正气，另一方面压迫经络，影响气血向该处输布，所以可以判断肩颈部位气血不足，经络不通。再者，患者右寸脉也上越，说明身体胸腹部浊气不降，必然也影响后背部阳气的上升。通过这些，就可以判断患者有肩颈部的问题。"

原来如此，在邪气盛的地方，正气往往不足，比如很多下焦湿热邪盛的患者，往往都会伴有肾气不足，肾阴亏少。正是因为肾气不足，湿浊邪气才能入侵，才会导致疾病缠绵难愈。而湿热久留，则会暗灼阴精，导致肾阴也受损。所以，老师治疗下焦湿热日久的患者，经常会加杜仲、川续断、桑寄生补肾气，同时还会加桑椹补阴精。

同样，正气虚的地方，往往容易受到邪气的侵犯。比如说，左寸脉沉弱，心阳不足，"心"就容易被胃中寒水侵犯而导致眩晕证的发生。又比如说，尺脉沉细弱的患者，下焦的血偏于不足，这样下焦就特别容易阴邪留聚而长肿物。而当肿物慢慢长大后，尺部脉又会变得沉而大，这时尺脉沉细的真相就会被掩盖掉了。

# 08

# 吃对中药也能改善患者的坏脾气

今天来了一个50岁左右的女患者，虽然我很久没看到过她，但我还是一眼就把她给认出来了。因为这个患者脾气十分暴躁，记得每次我们给她记录病情的时候，她都很不耐烦地一把就把处方纸抢过去，宁愿自己写也不要我们填，自己写好后还不按号排队硬要往诊室里面闯，我们拦都拦不住，我们每次劝阻她都没少挨她的骂。所以对她的印象特别深刻。

## 调其气血，则能改其脾气

今天这个患者表现得却十分耐心，友好而有礼貌。我不禁觉得诧异，俗话说“江山易改，本性难移”，这人的性格难道还变得了不成？老师看完后，我忍不住把她叫到一边，细细地“盘问”她起来。

原来患者从小操劳，年轻的时候生活在寒冷的藏区，平素就脾气暴躁，爱喝酒，吃肉很多，基本没有青菜吃。自从患者48岁绝经后，全身开始不舒服，肌肉僵硬，全身皮下长满痰包，大的有鸡蛋大小。4年来患者四处求医，都没有效果，脾气就变得更加暴躁了。后来在老师这里看，病情总算好些。而在前次老师改了药方后，病情就明显好转，身上的包块大为消退，自己的心情也舒畅很多，脾气也不知不觉地变好了。

既然患者现在脾气变好，又肯配合，我就不客气地拿起患者的双手，细细地把脉体会起来。我发现患者右手脉上越，脉气非常滑，右手尺部轻取紧，但按下去还是滑，可知患者体内痰气是多么的壅盛啊。再看左手，左寸脉沉而明显的不通畅，左关脉弦而有力。左寸脉不畅，显然是因为体内痰浊阻滞，导致气血流通受阻引起的。气血流通受阻，肝经疏泄的压力当然就大，因此可见左关脉弦有力。气血憋着发不出去，患者当然脾气暴躁不能自控。老师用药以后，痰浊减少，患者全身压力都减轻，自然会心情舒畅，脾气变好。

有的人看到这里，可能还是不相信，药物能改变一个人的脾气？不可能的吧？其实，世间万物都禀不同的气化而有不同的特征。人的脾气性格也就是不断受环境打造而形成的气化特征。所谓的环境，实际也是一种气化，或者说是气场。人能受环境气化的影响，自然也能受药物、食物的气化影响。比如生活中，喝了酒以后，酒上升的气化作用引起人体气血上冲，胆小的人就会变得冲动而胆大包天。而在临床上，肝气郁结的人用药物疏解肝气后，心情就能变好；浮躁不安的人用药物清除浮火，补足肾精后，就会变得沉稳；郁郁不欢，不爱说话的人，用药物将心阳补足宣发出来以后，人就会变得开心开朗，等等，这些在临床上都是屡见不鲜的。当然，这些药物要起作用，还要患者能摆脱不良的环境气化的影响才行。

由此可知，只要用药治疗得当，人的脾气是能被改变的。

## 攻坚汤中的王不留行

患者疗效这么好，处方当然要好好学习了。我拿起患者的处方仔细研究起来：

| | | | | |
|---|---|---|---|---|
| 紫苏子 30克 | 夏枯草 20克 | 王不留行 60克 | 牡　蛎 20克 | 黄　芪 50克 |
| 穿破石 80克 | 桑　枝 30克 | 丝瓜络 20克 | 杜　仲 30克 | 桑寄生 20克 |
| 川续断 20克 | 巴戟天 15克 | 肉苁蓉 15克 | | |

药方整体上不难理解，紫苏子降气化痰，夏枯草清热散结，牡蛎软坚敛阴，王不留行性走不守，善驱逐邪气外出。老师常用以上药物在辨证的基础上治疗肿瘤包块，并称之为“攻坚汤”。方中穿破石、桑枝、丝瓜络穿行肢体，打通经络，黄芪补助攻破之力。加了杜仲、桑寄生、川续断、巴戟天、肉苁蓉是为了补肾精，扶正气。而方中王不留行性走而不留，善祛浊邪。但是王不留行

很轻，一般临床我们看到都是用 10 多克，虽然其走动不留之性能祛浊邪，但是同时也会驱动气血。老师这里用这么大量，难道不怕出问题吗？我不禁向老师提出了这个问题。

老师解释道：“这王不留行性平味甘，临床常用于妇女产后乳汁不出，俗有‘穿山甲，王不留，妇人服了乳长流’之语。产妇吃了以后能通乳，但你有没有想到，通乳的同时，药力也会融入乳汁中而被婴儿吸收，这药力刚出生的婴儿都能承受得了，可知她是很安全的，可以大剂量使用。而且它体轻味淡，用于攻逐邪气，也必须要大量才能有好的效果。这个方子中用的 60 克量还不算大，在攻肿物的时候还经常用到 100 克呢。但是要注意，这里用的王不留行为石竹科植物麦蓝菜的干燥成熟种子，小如米粒，皮黑肉白，体轻浮水。而不是广东王不留行（桑科植物薜荔的花托序），临床应用可不能搞错了。”

# 09

# 鸡矢藤是个好药，但也不能乱用

鸡矢藤在任之堂用得非常多。几乎每一个来过任之堂的人对这个药都会有深刻的印象。它药性平和，气臭但味甘，用水泡来喝尤其甘爽。长于化胃肠积聚而通导浊气，是余老师治疗肠积小肠不畅及小儿伤食脾积不可或缺的主药。又善祛经络风湿且药力缓和不峻，因此还是治疗风湿关节疼痛之儒将。

现代人们生活水平提高的同时不少人都不注重饮食健康，伤食肠积，小肠经不畅非常多见，鸡矢藤使用的频率很高，我们很有必要掌握鸡矢藤的使用要点。

## 什么时候可以使用鸡矢藤

老师告诉我们："临床上使用鸡矢藤，一是用来通小肠。一般来说，小肠积聚的患者多有大便不顺畅，两天以上才大便一次，甚至一周以上才来一次大便。但也有的患者大便顺畅，规律，甚至或溏便或泄泻，这是因为胃肠积聚影响了脾胃的传导运化功能导致的。因此判断是否有小肠积聚，还要结合脉诊。凡是左寸脉下陷，浮取不得脉，左寸脉整体形态像小'v'形凹陷的，则提示小肠腑气不畅，若同时伴有右尺脉滞而不顺者，则提示伴有形的积聚。如果再同时看到患者的舌苔厚浊以舌根部明显，闻到患者口气热臭，那么这时候鸡矢藤用上去就错不了了。"

"二是用来通经络祛风湿。但凡风湿性关节疼痛都可以考虑使用。因为它本身药力较平和，因此，用量要大。我通常用 60 克甚至到 100 克，同时配合土茯苓、萆薢和威灵仙一起使用。"

## 什么时候不能用鸡矢藤

有人也许会认为，鸡矢藤药性平和，药效明显，有何不能用的呢？果真如此吗？我的一次亲身经历促使我去思考这个问题。

我本人脾胃虚寒，小肠不畅。经常大便不顺畅，从广州来到十堰后，大便不通畅就更加明显了。常常每次解大便都要花费 20 多分钟，还有拉不干净的感觉。由于来十堰之前，对鸡矢藤的神奇效果早有耳闻。就决定先拿自己开刀，亲身体验鸡矢藤的功效。我用了约 50 克鸡矢藤，每天泡水喝。这鸡矢藤泡水味道很好，有一种甘凉清爽的感觉。开始几天，效果真是不错，大便很通畅，就是显得稀烂。吃到第 4 天的时候效果就不明显了，大便还是很不通畅，还变得稀烂而且细条。坚持吃了一个星期后，我发现舌苔变得发白，舌体也变得胖大了。小便也变得比以前多。我知道是脾胃受到损伤了，赶紧停药。即使如此，舌苔还是显得白而舌体胖大，一直过了大约 3 个月才恢复正常。

这段经历让我记忆深刻。由于今天老师看完患者后还有一些空余时间，我趁机提出了这个问题："鸡矢藤在什么情况下不能用？"

老师告诉我们："鸡矢藤是个藤类，有藤类药物通经络祛风湿的特点。它长于化肠积，是通过刮除粘在肠道上的痰浊污垢而发挥作用的。和所有化积攻坚的药物一样，有邪气的时候，它们就攻逐邪气，没邪气的时候使用，它们就会攻逐气血。如果肠道的积聚已经清除，肠道黏膜上黏附的污垢已经没有了。这时候你还继续用鸡矢藤的话，它就会把肠道上正常的黏液也刮除下来，这样就会导致胃肠津液和阳气的损伤。所以，一般情况下，如果看到脾胃虚寒明显，舌苔白舌体胖的患者，或者脾胃阴液亏少，舌上剥苔或者舌质红绛的，就不要使用鸡矢藤了。如果实在要用的话，也要搭配保护脾胃的药物，如怀山、党参等才行。”

这正是：

鸡矢藤它是个宝。
善治肠积与风湿，
无故用之逐气血。
胃肠有积便不通，
有故损之亦无损。
要明用之有何忌，
脾胃虚寒及津伤。

## 10

## 肺脾阴虚兼有湿邪用怀山、薏米这个药对

经常看到老师开怀山、薏米。我对这个药对的认识止于健脾化湿而已。临床上如何准确地理解和应用这个药对，我心里还是没谱。今天患者相对较少，老师时间比较宽松。趁着这个时机，我决定向老师请教，以扫除自己认识上的盲区。

## 怀山健脾养肺脾阴精

老师向我们娓娓道来："怀山色白，味甘，能补肺脾肾之阴。其浆汁黏稠，看起来给人的第一眼感觉就像脾脏里面的黏液一样，一旦被浓缩的话，又像一堆浓痰一样（脾为生痰之源），且其味甘能入脾，从这个角度来说怀山主要功效为滋补脾阴。但其色白，通于肺金之气，且善补脾土则能生肺金，因此怀山还能补肺阴。同时怀山浆液浓而黏，有收摄的功效，通于肾敛藏的气化功能，能够收敛金气下行，有'天一生水'之力，因此能通过其补益肺脾的作用而补肾。临床上怀山主要用于人体右路肺脾（中医理论认为肺脾居于人体右侧）阴精不足，右手脉弦细而硬的情况。如果是左脉弦细，左路阴精不足，则用熟地黄、当归更佳。"

## 脾虚有湿兼脾阴虚用怀山、薏米

我问道："如果见脾虚而右关脉大能不能用呢？"

老师回答："右关脉脉形大很多都是湿邪重导致，这个时候应该直接用薏米祛除湿邪就可以了。"

"那什么时候怀山、薏米一起用呢？"

"右脉弦细，同时看舌苔又有湿腻之象的，说明肺脾阴虚，同时又有湿邪为患，这时候就两个一起用。或者是右关脉大又弦硬，说明是湿气郁久化热，日久伤及阴液，这个时候也可以一起用。"老师答道。我听了不禁暗暗惭愧不已，"右脉弦细，同时舌苔又有湿腻之象"的这种情况我从来没有留意过啊，真是太不细心了。

听了老师一番话，我若有所悟。下午回到住所，想起民国中医大师张锡纯善于运用怀山，我又赶紧翻开他老人家写的《医学衷中参西录》看了起来。发现张锡纯以运用怀山为主药的病例，大多数脉都是弦细而数，并有阴虚低热。再看看他老人家创立的珠玉二宝粥（怀山 60 克、薏米 60 克、柿霜饼 30 克），其中专门标明主治"脾肺阴分亏损，饮食懒进，虚热劳嗽，并治一切阴虚之证"。原来，书里面都清清楚楚写出来了，只是自己看书不认真，不善于总结而已。

## 湿热伴阴虚证的辨治

真是无巧不成书。老师刚讲完怀山药、薏米这个药对的用法没多久，就有对症的患者上门了。

一个 31 岁的男性患者，双侧耳根、脖子部位疼痛，伴后背酸痛，双侧肾区有空虚感，纳差，腹泻，尿频，多梦，怕冷。

老师诊毕后说："你这是典型的湿阻阳郁，郁热伤阴。"患者问老师："能治得好吗？"老师信心满满地说："你这个病见得很多了，我有百分之九十的把握能治好。"

不用说，这肯定又是一个很典型的病例。我连忙过去把脉，发现患者脉偏沉，双关尺脉大，脉气濡弱，而寸脉却细而弦硬。

然后再看舌头，我在看舌头的时候，老师在一旁解释："舌苔黄腻是湿热的表现，舌偏胖大，部分舌质偏白是脾虚有湿的表现。而部分舌质偏红，舌苔有剥落现象，舌底颜色偏红，则是郁热伤阴的表现。再结合脉象，就可以断定是湿阻阳郁，郁热伤阴。"

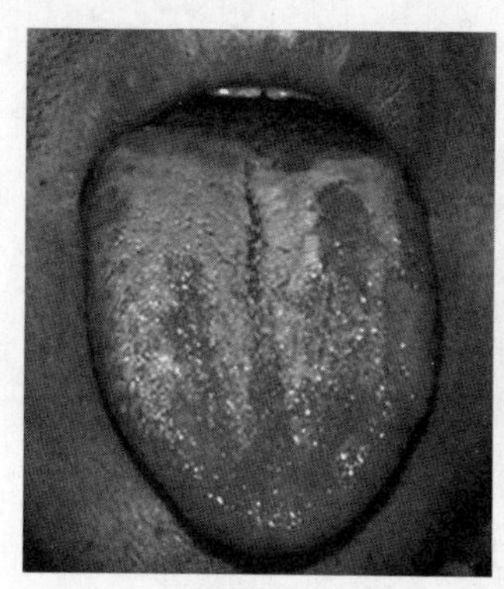
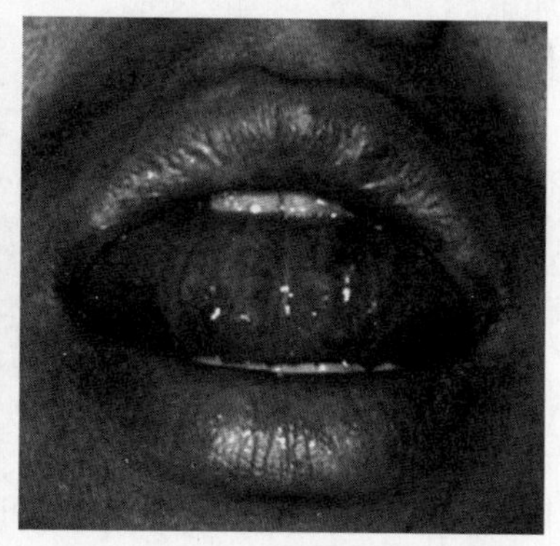

**典型的湿阻阳郁，化热伤阴舌象　（见彩图2、彩图3）**

我问老师："他舌下静脉曲张也挺明显的，说明有瘀血吧？"

老师答道："不一定，有可能是水湿郁闭三焦气机导致的。所以这种情况不用急着用活血化瘀药，应该先祛湿通阳，令三焦气机通畅后，瘀阻自然可以减轻。"

湿阻阳郁证患者多以头晕、疲倦乏力、腰腿疼痛、皮肤疹痒等症状为主。这个患者的症状却很特别。"那患者的症状怎么解释呢？"我问老师。

老师解释："水湿之气生于脾胃，流散于膀胱经及三焦经。水湿盛于脾胃，因此患者纳差，腹泻。"

"脾虚湿盛，脾不化湿，水气下注于膀胱，但是膀胱阳气又被水湿郁闭，不能温化水气，因此尿频。临床上，我们见到的尿频患者很多都是脾虚湿阻阳郁证，这种证型的尿频用健脾化湿、升阳解郁的方法治疗，效果就很好。而不能盲目用温阳药，否则会适得其反。"

"手少阳三焦经过双侧脖子，循耳后行走，湿郁三焦，因此患者双侧耳根以及脖子疼痛。而足少阳胆经与手少阳三焦经为手足同名经，两者同气相求，因此患者多梦。"

"足太阳膀胱经行于腰背，也主水湿，因此患者腰背酸痛。"

"那双侧肾区空虚感是怎么回事？是不是说明有肾虚存在呢？"

"不是肾虚，"老师回答道，"这是因为水湿郁闭阳气，阳气不能灌注于肾区导致的。就像有的湿阻阳郁、阳气不升的患者会觉得头部有空虚感一样。这可不能搞错了。否则，把滋补肾精的药用上去，湿浊更重，阳气更郁，症状反而会加重。"

老师说完后，开始处方：

| | | | | |
|---|---|---|---|---|
| 怀山药40克 | 芡　实20克 | 炒薏米20克 | 当　归15克 | 升　麻6克 |
| 珠子参15克 | 葛　根20克 | 羌　活3克（后下） | 白　术10克 | 苍　术10克 |
| 党　参30克 | 炙甘草8克 | 茵　陈10克 | 黄　芩12克 | 知　母10克 |
| 苦　参10克 | 猪　苓10克 | 泽　泻10克 | | |

方子以当归拈痛汤打底升阳除湿。加珠子参加强透发郁热。用怀山药、炒薏米、芡实健脾化湿，养脾阴，敛脾肾之气。其中一味芡实，生长在水中，其与金樱子同用，名为水陆二仙丹。故人又称其为水中精。《神农本草经》谓其："味甘，平。主治湿痹，腰脊膝痛，补中，除暴疾，益精气，强志，令耳目聪明。"它药性平和，善入脾肾两脏，能健脾养阴止渴，敛固脾肾之气的同时又能化湿，一药多能，利湿而不伤正气，敛气而不碍运湿，实在是治疗脾虚湿盛的良药，唯一不足的是药性平和，取效较缓。

# 11

# 三棱、莪术化瘀攻积走胃肠

三棱、莪术配伍应用，出自《经验良方》中的三棱丸。主要用于血瘀经闭及腹痛。我们现在在临床上还用其治疗腹部肿物包块及瘀血证。

老师也经常会用三棱、莪术这个药对，很多时候患者既无包块，又无明显痛证，老师一样也会用，而且用的量还比较大，都是 15 克或者 20 克，有的甚至用到 30 克。我在一旁观察了一段时间，也没看出什么门道来。但又找不到合适的时机提问。

没想到今天机会来了。

一个 32 岁的男性患者因为“腹胀失眠，乏力怕冷，小便频数不尽”前来就诊。老师诊毕后，说：“你肾中动力不足，体内瘀血过重。”随后处方：

柴　胡 10克　黄　芩 15克　半　夏 20克　杜　仲 30克　桑寄生 20克
川续断 20克　三　棱 20克　莪　术 20克　丹　参 30克　桂　枝 15克
苍　术 10克　鸡矢藤 30克　小茴香 10克　肠六味（火麻仁 20克，猪甲 5克，艾叶 5克，苦参 5克，鸡矢藤 30克，红藤 20克）

我一看又是三棱、莪术，而且都是 20 克。赶紧去号患者的脉。发现患者双关脉都偏郁，但是右关尺脉沉弦，右尺脉脉气指下感觉动力不足。左寸脉下陷，左关脉郁滑有力。

再看患者的舌头。舌质偏淡，舌苔白，舌根部白厚，舌下静脉曲张明显。

舌根部苔白厚结合左寸脉下陷，说明肠道有寒湿浊气停留。所以用肠六味加苍术、半夏。舌根部苔厚，同时说明下焦浊气重，浊气重一般会压抑阳气，导致阳郁化热，使得舌苔变黄。但患者的舌根部苔厚浊而白，又兼之右尺脉力弱，我认为这就是老师判断患者肾中动力不足的依据。所以方中用杜仲、桑寄生、川续断补肾气，用小茴香温膀胱。左关郁滑有力，是少阳郁火，用柴胡、黄芩清除。舌下静脉曲张明显，用三棱、莪术化瘀。桂枝、丹参温通心血管，能增强血管运行力量，且两者一温一凉，相互制约，用于助心阳，助化瘀，助排浊。

方子比较好理解，但是为什么选择三棱、莪术来化瘀，而不用其他的药物，如乳香、没药等呢？

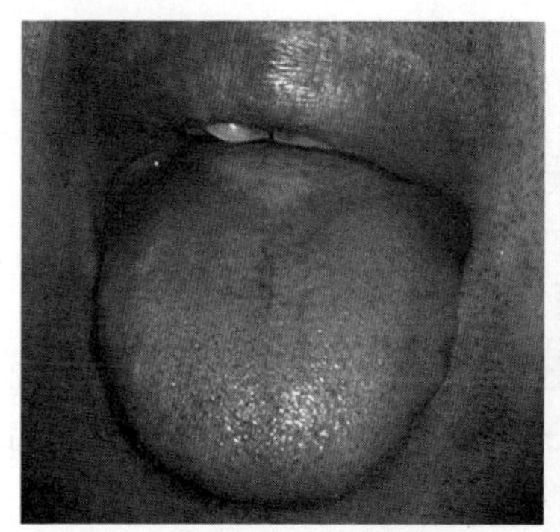
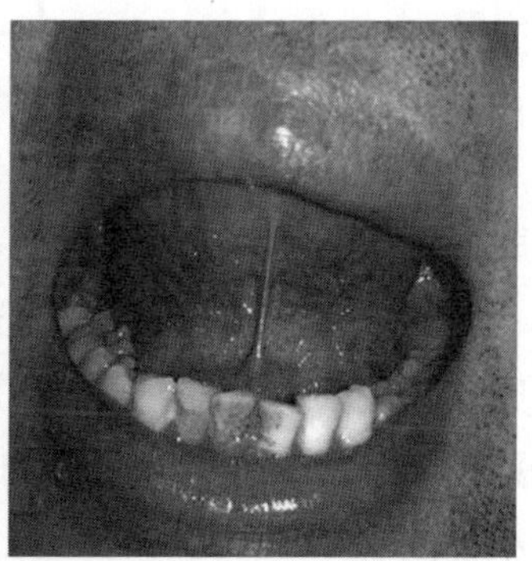

下焦气弱、寒浊停留，瘀滞内生　（见彩图4、彩图5）

## 右关脉郁伴舌下静脉曲张明显，可用三棱、莪术

我向老师请教："老师你是怎么运用三棱、莪术这个药对的？"

老师说："三棱、莪术主要走胃肠。凡是见到右关脉郁得厉害，又伴有舌下静脉曲张明显的情况都可以考虑使用。"

老师几句话点出了三棱、莪术临床应用的要点。

"为什么说三棱、莪术走胃肠呢？"我又问。

"我们学习药物，要注意运用他们的气化特点来指导临床。"老师说，"活血药物中，三棱、莪术生于土中，通于土气，因此他们善于走脾胃。而乳香、没药是油胶树脂类药物，通于木气，因此善走肝经，善通经络。蒲黄生于水中，所以善化水中瘀，善走膀胱。五灵脂为寒号鸟的粪便，所以善走肠道。红花色红，通于心气，善化心血管瘀血，又因为是花，功效就长于化心肺及头面部瘀血。其中，番红花入水后现金黄色，其色直线下沉，因此番红花还善于开女子冲脉之上口而通冲脉。"

“但是老师你三棱、莪术用量这么大，不怕出问题吗？”我又问道。

老师答道：“三棱、莪术其实药性比较平和，用得好的话非常安全。张锡纯用以治疗虚劳羸弱证的十全育真汤中就有三棱、莪术。连虚劳患者都能用，更何况其他患者呢？张锡纯认为无论什么病，凡是服药后饮食渐增者易治，饮食渐减者难治。他常用三棱、莪术与人参、白术、黄芪等药并用，大能开胃进食，且屡试屡验。可见这个三棱、莪术对脾胃是大有益处的。而且这三棱、莪术擅长于治疗胃癌，我经常大剂量用到30克甚至更多，配合四君子汤等来治疗胃癌患者，既能攻克肿瘤，又能健脾开胃，真是一举两得。”

“你说右关郁得明显的才用三棱、莪术，但是这个患者是左关郁得厉害些啊。”我干脆就一问到底了。

“以右关郁作为依据主要是为了定位瘀血的位置在于胃肠。临床上要活学活用，不要被‘有没有右关脉郁’拘死了。这个患者有胃胀症状，同时又有肠浊的证据，已经足够说明是胃肠道的问题了。所以选择三棱、莪术。”老师解释道。

# 12

# 乳香、没药活血通络走肝胆

乳香、没药均为橄榄科植物枝干及树皮中渗出的油胶树脂。两药配伍应用出自《证治准绳》乳香止痛散。

我本人在临床上也经常使用乳香、没药，同时自己也亲身尝试过这个药对，所以有一定的印象。

## 乳香、没药流通气血效果非常好

这是我通过长期临床观察体会得出的结论，绝非纸上谈兵。令我印象最为深刻的是一个年轻的女性患者，因为右侧耳前瘘管感染化脓前来就诊。检查看到她右耳前位置肿胀隆起明显，就像一个小山包，局部红热，按之张力很大，可知憋了很大的一泡脓在里面。

患者说想快点好，我建议她切开排脓，她紧张地问我："切开排脓会不会很痛？"

我脑海里立即浮现以前那些切开排脓患者痛苦的表情，我实话实说："会有点痛的。"

"那还是先吃药看看吧。"

于是我辨证开方，特意加了乳香、没药，给她开了 3 剂。3 天之后，患者回来复诊，主动要求切开排脓。我一看，局部红肿消退了很多，表面皮肤都已经皱瘪下去了。

"已经好了很多啦，为什么还要切呢？"我很不解地问她。

她说："这么久都不好，难看死了。而且药很难喝，不想喝了。"

"现在脓很少了，可以不用切。"我提醒她。

她还是执意要切开。看来爱美之心能让女人变得勇敢啊！那我就不再跟她客气了，准备完毕，切开后一看，根本看不到想象中的脓团和脓液！只是一片融合在一起的脓血。这是以前没见过的。我立刻反应过来是药方中加的乳香、没药流通气血，消融气血壅滞的缘故。从此，凡是见到气血流通不畅，壅滞化热导致疮脓，以及气血不通导致的痛证，我都会用上乳香、没药这个药对。

## 乳香、没药入药后，会使得药汤变得很难喝

乳香、没药用的多了以后，就时不时有患者反映说药的味道很怪，很难喝。开始我还没放心上，以为患者太娇气。后来，听患者说得多了，我就决定自己试试看是什么味道。我给自己开了个调理身体的方子，加乳香 10 克，没药 10 克，煮好后，我发现药液变得黑糊黏稠，喝下去非常苦，苦中还带有一种辛味和涩味，味道真是难以形容的难喝！以致我一看到药心里就发毛，身上起疙瘩。后来，我通过多次尝试，最后把药量改为乳香 5 克、没药 5 克，然后再加上一味炙甘草，这样煮出来味道就好多了，效果也基本和 10 克的一样。

## 乳香、没药药性平和，长时间使用也不会伤正气

为了进一步了解乳香、没药这个药对，我在自己的调理方中加三棱、莪术，连着喝了一周后，出现气短，不上气，右寸脉也变得沉弱，我知道这是胸中大气损伤，自己喝了两剂张锡纯的升陷汤后就好了。接着我把三棱、莪术换成乳香、没药又连着喝了一周，没有出现任何不适。通过这两次喝药对比，可知乳香、没药相对平和不伤正气。此后我在临床中应用乳香、没药就心中有数了。有时碰到顽固的下肢静脉曲张的患者，我连着给他们用 3 个月甚至更长时间的乳香、没药，患者都没有出现任何不适。可知，乳香、没药这个药对的药性是比较平和的。

## 左关脉郁伴舌下静脉曲张明显，可用乳香、没药

老师也经常应用乳香、没药治疗各种疼痛及疮肿。尽管我对乳香、没药有自己的一些认识，但还是很想知道老师对这个药对的看法，以补充我认识上的不足。所以老师讲完三棱、莪术的应用后，我接着问："老师你是怎么用乳香、没药这个药对的？"

老师说："乳香、没药是树脂类药物，药力主要入肝胆两经。临床上凡是见左关脉郁滞严重，同时又有舌下静脉曲张明显的都可以考虑使用。但味道很苦涩，太苦能败脾胃之气，脾胃不好的人要小心使用。"

听了老师的解释，我对乳香、没药的理解更加深刻了。同时脑里一转念，问道："三棱、莪术用于右关脉郁滞严重，同时又有舌下静脉曲张明显。乳香、没药用于左关脉郁滞严重，同时又有舌下静脉曲张明显。照此说来，如果双关郁滞，同时又见舌下静脉曲张明显者，岂不是可以用逍遥散加三棱、莪术、乳香、没药？"老师点点头表示同意。

## 张锡纯对乳香、没药的理解和运用

为了趁热打铁，回到住处后，我翻开《医学衷中参西录》，细细地查阅。发现张锡纯非常重视这个药对，他指出："二药并用为宣通脏腑、流通经络之要药。凡心胃、胁腹、肢体、关节诸疼痛，皆能治之。又善治女子行经腹疼，产后瘀血作疼，月事不以时下。其通气活血之力，又善治风寒湿痹，周身麻

木，四肢不遂及一切疮疡肿疼，或其疮硬不疼。外用为粉以敷疮疡，能解毒、消肿、生肌、止疼，虽为开通之品，不至耗伤气血，诚良药也。乳香、没药不但流通经络之气血，诸凡脏腑中，有气血凝滞，二药皆能流通之。医者但知其善入经络，用之以消疮疡，或外敷疮疡，而不知用之以调脏腑之气血，斯岂知乳香、没药者哉。乳香、没药，最宜生用，若炒用之则其流通之力顿减，至用于丸散中者，生轧作粗渣入锅内，隔纸烘至半熔，候冷轧之即成细末，此乳香、没药去油之法。”可见，张锡纯对乳香、没药的认识真是精准精到、入骨三分啊。我把张锡纯讲解乳香、没药的这段文字原封不动抄下来，因为我觉得任何改动都是多余的。

再继续看，张锡纯对乳香、没药的临床应用真可谓炉火纯青，不愧为一代大师！

但由于本人水平有限，无法点评张锡纯的方子，我只能把他创立的含有乳香、没药的方子，一一列举出来，以方便大家参考学习。（方中一钱相当于现在的3克）

**定风丹：**

生明乳香（三钱） 生明没药（三钱） 朱砂（一钱） 全蜈蚣（大者一条） 全蝎（一钱）

共为细末，每小儿哺乳时，用药分许，置其口中，乳汁送下，一日约服药五次。

治初生小儿绵风，其状逐日抽掣，绵绵不已，亦不甚剧。

**理郁升陷汤：**

生黄芪（六钱） 知母（三钱） 当归身（三钱） 桂枝尖（钱半） 柴胡（钱半） 乳香（三钱，不去油） 没药（三钱，不去油）

治胸中大气下陷，又兼气分郁结，经络瘀阻。

**金铃泻肝汤：**

川楝子（五钱，捣） 生明乳香（四钱） 生明没药（四钱） 三棱（三钱） 莪术（三钱） 甘草（一钱）

治胁下焮疼。

**活络效灵丹：**

当归（五钱） 丹参（五钱） 生明乳香（五钱） 生明没药（五钱）

治气血凝滞，癥瘕，心腹疼痛，腿疼臂疼，内外疮疡，一切脏腑积聚，经络瘀阻。

**活络祛寒汤：**

生黄芪（五钱） 当归（四钱） 丹参（四钱） 桂枝尖（二钱） 生杭芍（三钱） 生明乳香（四钱） 生明没药（四钱） 生姜（三钱）

治经络受寒，四肢发搐，妇女多有此证。寒甚者，加干姜三钱。

**健运汤：**

生黄芪（六钱） 野台参（三钱） 当归（三钱） 寸麦冬（三钱，带心） 知母（三钱） 生明乳香（三钱） 生明没药（三钱） 莪术（一钱） 三棱（一钱）

治腿疼、臂疼因气虚者。亦治腰疼。

**振中汤：**

於白术（六钱，炒） 当归身（二钱） 陈皮（二钱） 厚朴（钱半） 生明乳香（钱半） 生明没药（钱半）

治腿疼、腰疼，饮食减少者。

**曲直汤：**

山萸肉（一两，去净核） 知母（六钱） 生明乳香（三钱） 生明没药（三钱） 当归（三钱） 丹参（三钱）

治肝虚腿疼，左部脉微弱者。服药数剂后，左脉仍不起者，可加续断三钱，或更加生黄芪三钱，以助气分亦可。

**加味补血汤：**

生黄芪（一两） 当归（五钱） 龙眼肉（五钱） 真鹿角胶（三钱，另炖同服） 丹参（三钱） 明乳香（三钱） 明没药（三钱）甘松（二钱）

治身形软弱，肢体渐觉不遂，或头重目眩，或神昏健忘，或觉脑际紧缩作疼。甚或昏仆移时苏醒致成偏枯，或全身痿废，脉象迟弱，内中风证之偏虚寒者。

**振颓汤：**

生黄芪（六钱） 知母（四钱） 野台参（三钱） 於术（三钱）当归（三钱） 生明乳香（三钱） 生明没药（三钱） 威灵仙（钱半） 干姜（二钱） 牛膝（四钱）

治痿废。热者，加生石膏数钱，或至两许。寒者去知母，加乌附子数钱。筋骨受风者，加明天麻数钱。脉弦硬而大者，加龙骨、牡蛎各数钱，或更加山萸肉亦佳。骨痿废者，加鹿角胶、虎骨胶各二钱（另炖同服）。然二胶伪者甚多，若恐其伪，可用续断、菟丝子各三钱代之。手足皆痿者，加桂枝尖二钱。

**消乳汤：**

知母（八钱） 连翘（四钱） 金银花（三钱） 穿山甲（二钱，炒捣） 瓜蒌（五钱，切丝） 丹参（四钱） 生明乳香（四钱） 生明没药（四钱）

治结乳肿疼或成乳痈新起者，一服即消。若已作脓，服之亦可消肿止疼，俾其速溃。并治一切红肿疮疡。

**升肝舒郁汤：**

生黄芪（六钱） 当归（三钱） 知母（三钱） 柴胡（一钱五分） 生明乳香（三钱） 生明没药（三钱） 川芎（一钱五分）

治妇女阴挺，亦治肝气虚弱，郁结不舒。

**消瘰丸：**

牡蛎（十两） 生黄芪（四两） 三棱（二两） 莪术（二两）朱血竭（一两） 生明乳香（一两） 生明没药（一两） 龙胆草（二两） 玄参（三两） 浙贝母（二两）

上药十味，共为细末，蜜丸桐子大。每服三钱，用海带五钱，洗净切丝，煎汤送下，日再服。治瘰。

**内托生肌散：**

生黄芪（四两） 甘草（二两） 生明乳香（一两半） 生明没药（一两半） 生杭芍（二两） 天花粉（三两） 丹参（一两半）

上七味共为细末，开水送服三钱，日三次。

治瘰疬疮疡破后，气血亏损不能化脓生肌。或其疮数年不愈，外边疮口甚小，里边溃烂甚大，且有串至他处不能敷药者。

**干颓汤：**

生黄芪（五两） 当归（一两） 甘枸杞果（一两） 净杭萸肉（一两） 生滴乳香（三钱） 生明没药（三钱） 真鹿角胶（六钱捣碎）

先将黄芪煎十余沸，去渣。再将当归、枸杞、萸肉、乳香、没药入汤同煎十余沸，去渣。入鹿角胶末溶化取汤两大盅，分两次温饮下。

治肢体痿废，或偏枯，脉象极微细无力者。

**补脑振痿汤：**

生黄芪（二两） 当归（八钱） 龙眼肉（八钱） 杭萸肉（五钱） 胡桃肉（五钱） 䗪虫（三枚大者） 地龙（三钱去净土） 生乳香（三钱） 生没药（三钱） 鹿角胶（六钱） 制马钱子末（三分）

共十一味，将前九味煎汤两盅半，去渣，将鹿角胶入汤内溶化，分两次送服制马钱子末一分五厘。

治肢体痿废偏枯，脉象极微细无力，服药久不愈者。

**逐风通痹汤：**

生黄芪（六钱） 麻黄（三钱） 全当归（五钱） 丹参（三钱）乳香（三钱） 没药（三钱） 全蝎（二钱）

治风袭肌肉经络，初则麻木不仁，浸至肢体关节不利。脉象迟弱无力恶寒者，将黄芪重用一两，再加乌头二三钱；脉象有力恶热者，以薄荷易麻黄，再加天花粉一两。

# 13 郁金、香附化肝胆瘀滞

郁金、香附同用治肝气郁结大家都知道。但是具体在怎样的情况下使用，怎么和柴胡、乌药等药物区别运用，我心里却还没底。

今天天气寒冷，又下着小雨，患者来得断断续续。我趁着没人的间隙问老师：“临床郁金、香附怎样具体运用？”

老师说：“如果患者左关脉郁明显，同时又看到舌两边有齿痕，说明肝胆气血瘀滞严重，这个时候就可以用郁金、香附。”

## 齿痕舌是肝胆气血瘀滞的表现

我心里觉得很奇怪："齿痕舌不是脾虚的表现吗？"如果没记错的话，大学时期的教科书一直都是这么写的啊。

老师解释道："舌两边主肝胆，舌边齿痕是肝经气血郁滞的表现。脾虚以舌质淡胖为主要表现。当然，肝郁患者多有脾虚，所以很多时候，齿痕舌和淡胖舌是同时出现的。"然后老师还叫我回去翻翻秦伯未写的《中医临证备要》看。后来我找到这本书，果然书中"舌症状"条目下写得很清楚：舌边缘凹凸不平如锯齿状，为肝脏气血郁滞。真是感谢老师，一句话帮我走出多年的认识误区！

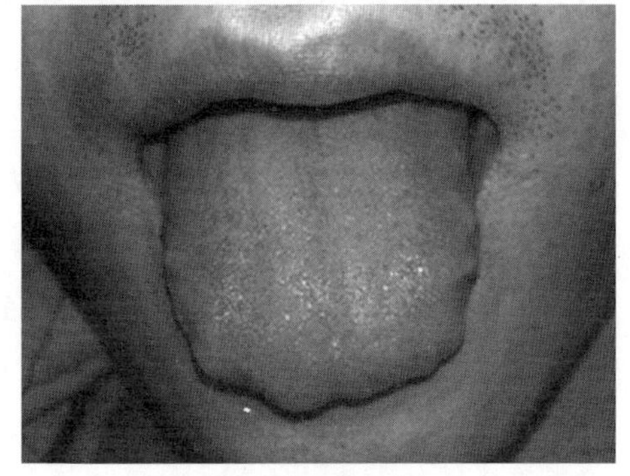
典型的肝郁脾虚舌象　（见彩图6）

## 香附性燥伤肝血

"香附通行十二经，善于理气解郁，但是性偏燥，燥性伤阴，能损肝血，所以我常常会加一味当归养血润燥，制约香附的燥性。因为肝为刚脏，喜润恶燥，且如果肝血不足，也会影响肝气的疏发，所以临床上治疗肝郁，理气的同时还要养肝血，否则越理气患者肝血越伤，会变得越郁闷烦躁。而郁金味苦性寒，质重而坚硬，能损胃中生气，脾胃虚弱的患者要注意搭配党参、白术或者怀山使用。"

"那如果不用当归用白芍可以吗？"旁边的张宇问。

"怎么搭配可以灵活运用。如果患者性子很急，或者有腹痛的话，就可选择用白芍。如果患者肝郁得厉害，肝火重的话，可以加虎杖。如果同时伴有脸上长斑的话，可以加玫瑰花和红花。"老师答道。

"那柴胡和郁金、香附怎么区别运用呢？"

"柴胡主升，能升提少阳气机，还能祛除少阳邪气，外感引起的少阳证用柴胡，气机下陷可以用柴胡，阳郁化热也可以用柴胡。郁金、香附主散，主要用于肝经气血郁滞。"

# 14

# 木蝴蝶、凤凰衣、木贼草治疗小儿咳嗽

一个6岁的小女孩，因为“咳嗽痰黄、流鼻血、大便干燥”前来就诊。

家长对老师说：“小孩子怕喝苦药，药能不能开得好喝一点，不然小孩子喝不了。”

这确实是个问题，尤其小儿科医生会经常碰到。所以，给小孩子处方的时候，除了辨证用药以外，还要根据药物的性味选择味道口感好的药物。民国儿科名医徐小圃就特别重视这一点，那些特别难喝的药如黄连、龙胆、独活等他都很少用。

老师诊毕后点点头说：“可以，那就开好喝的，一点都不苦的。”然后处方：

木蝴蝶12克　凤凰衣15克　木贼草10克　炙桑白皮10克　桑　叶15克
炙甘草6克　柴　胡6克

我在一边暗自思索：老师开的这个方子是什么意思？怎么看起来感觉有点凌乱，没有章法的感觉。

## 木蝴蝶能疏肝和胃

这时候老师仿佛知道我的心思似的，转过头来问我们：“木蝴蝶有什么功效啊？”

“清咽利喉。”我随口答道。

“不完全对。”老师说，“清咽利喉是木蝴蝶的功效之一，但是如果只知道用这个药来清利咽喉的话，那就是大材小用了。木蝴蝶还有一个很重要的功效，它能疏肝和胃，一味木蝴蝶的功效和小柴胡相当，而且它味甘，不苦，小孩子容易接受。”

## 木贼草能通表理气，善治咳嗽

“木贼草有通表理气的作用，用在这里就相当于桔梗、枳壳、木香一样。”老师继续解释道。

听老师这么说，我想起《必效方》中有个方子，用麻黄、凤凰衣两味药治疗久咳不止。于是我问老师：“麻黄也能宣气，和木贼草怎么区别？”

老师说：“麻黄主要成分在茎髓，它的节比木贼草明显，茎不如木贼草中空。麻黄宣发阳气外出力强，善解表，气机有升无降。它的节明显，又走肺经，因此还善治关节疾病，力大雄厚，能达于骨节之间。木贼草中空直长，因此长于通气，能令气机上下内外通行，而有桔梗、木香、枳壳同用的功效，但没有解表的作用。直长又善引气达于上焦，因此用木贼草可以引清气达于上窍而能治耳鸣耳聋、头晕等疾病。”

“木贼草通气止咳效果好，而且药性平和很安全。有个当地医生就经常用木贼草 30 克来治疗孕妇咳嗽，效果非常好。另外，还有人专门大剂量使用木贼草来治疗高血压，也常常收到奇效。”老师是生怕我们没学到东西，巴不得把所有知道的都告诉我们。

木贼草擅长于通气，某种程度上相当于西药的扩血管药物，气机舒畅，血管压力减轻，血压就能降低。这个倒是不难理解。但是，什么情况下能用木贼草降压，大剂量使用用量该是多少呢？杜姐向老师提出了我心中的问题。

“我也专门向他请教过这个问题，但是人家不肯说。真要用这个思路治疗高血压的话，只能自己慢慢摸索了。”老师苦笑着答道。

听老师这么一番解释，我发现原来这木蝴蝶、木贼草、凤凰衣搭配，治疗小儿咳嗽实在是匠心独运。

### 久咳不愈，用凤凰衣

原来，凤凰衣是鸡蛋壳的白色内膜，它体轻色白通于肺气，能包裹保护蛋清，有收敛肺气的作用，凡是久咳不愈者，用之均有良效。它亦常常用来收敛疮口。它和木贼草搭配，一敛一通，使得肺气宣发肃降如常。木蝴蝶也是色白能入肺，它形如蝴蝶一般薄而轻盈，故善走上焦。临床亦常用来敛疮，说明也有收敛肺气的作用。更重要的是用在这个搭配中疏肝和胃，令中焦运转，有小柴胡汤一样的功效，与小儿肝常有余，脾常不足的体质十分合拍。三药合用，敛降宣通疏解兼具，且药力轻宣柔和，与小儿娇弱的脏腑气机特点相宜，故用之则肺行宣降之令，中焦行运转之职，咳嗽自然能愈。

而方中桑叶、炙桑白皮同用清泄肺热并能通导大便，柴胡疏解少阳之气，炙甘草味甜调和药味。整个方子立意明确，搭配严谨。

3 天后，这个小患者回来复诊。家长告诉我们，小朋友吃了药后，咳嗽好转很多，一天只偶尔咳一两声。但是今天在学校吃了水果以后，咳嗽又反复了。这真是患者不忌口，医生忙断手啊。老师很生气："我反复跟你们强调不要吃冷的东西和水果，偏不听，这样子病怎么能好的了呢？"家长唯唯表示知错。老师狠训一通家长后开方，就在原方基础上加少量干姜和小茴香暖胃肠祛寒湿。

## 15

## 通肠药物大集合：用得好可事半功倍

疏通肠道在临床中的重要性相信大家都很清楚。老师通肠泄浊，有时候用肠六味，有时候用附子、大黄，有时候重用白术，还有的时候会用当归、鬼针草、桑叶等。到底如何区别应用呢？趁着今天患者相对较少，我向老师提出了这个问题。

老师回答道："这些药物各有各自的特点，用得好可以事半功倍，用得不对，则有可能会适得其反。"然后，老师将这些常用的通肠药物列出来，给我们一一讲解。

**当归：**长于补血，用于血少肠道失于濡养，肠膜干枯导致的大便干结难排。当归含有油脂，药品以油性好的为佳，如果是很干没有油性像干柴一样的，质量就不好，润肠通便效果也差。我们临证时可以根据脉象来判断，如果脉摸上去细而弦的话，那就说明是血少不濡。但是最准确而又简单易行的方法是看患者的指甲，如果指甲上像瓦楞一样的竖纹很多的话，则说明肝血亏虚严重，这种便秘患者就可以重用当归。老师告诉我们，有个长期便秘的患者，在很多地方都看过，用了很多方法效果都不好。老师看到他手指甲上的瓦楞纹十分严重，就给他在辨证的基础上重用当归至 50 克，效果就十分的理想。

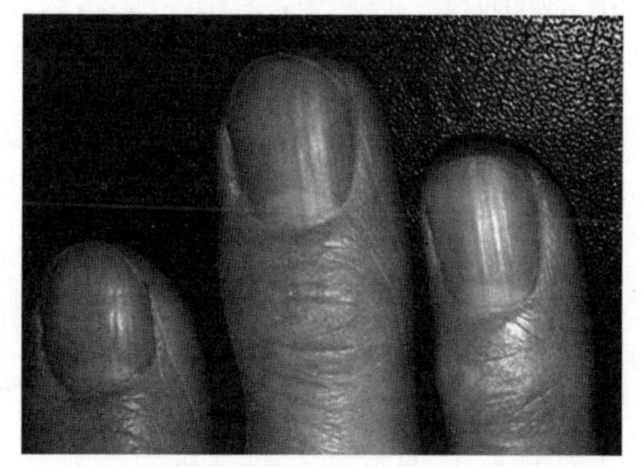
**指甲上有瓦楞样的竖纹　（见彩图7）**

**白术：**性偏温燥，能健脾胃，化水湿。用以治疗便秘，始见于《伤寒论》桂枝附子去桂加白术汤："伤寒八九日，风湿相搏，身体疼烦，不能自转侧，不呕不渴，脉浮虚而涩者，桂枝附子汤主之，若大便坚，小便自利者，去桂加白术汤主之。"可知白术能用来治疗因为水湿内盛，脾虚不能运化水气，致津液不足，而出现的大便干而秘结。我们临床上如果看到患者长期大便干结，同时舌体又很胖大，这个时候就可以重用白术来通便。白术量可用到 60 克到 100 克，效果才好。

但是白术性偏温燥，他是通过化脾胃痰湿为津液而达到濡润大肠的目的来通便的。如果脾虚但是没有湿邪的话，用白术反而会燥伤津液，损伤脾阴，大便会更加干结难排。所以，对于那些舌体很瘦很细，舌质红绛的患者，即使大便干结，同时又有右关脉濡弱，这时候也不能用白术来通便。

老师还告诉我们："如果是舌体胖大同时水湿很重，舌面很水滑的话，这时候用炒白术效果好；如果是舌体胖大，但是舌苔又偏燥一些的话，这时候用生白术效果会更好一些。"

**肠六味（猪甲、红藤、鸡矢藤、火麻仁、艾叶、苦参）：**其中猪甲善下行排浊。红藤通肺与大肠气，鸡矢藤长于化肠积，红藤、鸡矢藤是藤类，又能通肠中经络。火麻仁能润滑肠道。艾叶、苦参一寒一热，一升一降，能化肠道湿浊。所以这个药物组合，寒热平调，面面俱到，凡是长期的顽固性的便秘，兼见左寸脉不足的，都可以使用。

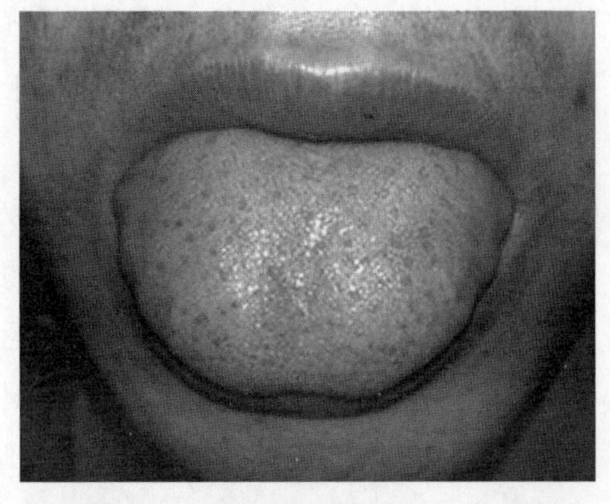

舌体胖大，说明体内水湿重　（见彩图8）

**焦三仙（炒神曲、炒麦芽、炒山楂）：**痰瘀浊食积聚，阻滞中焦，导致中焦运转无力，也可以导致便秘。所以凡是便秘兼见右关脉郁，舌下静脉曲张明显的，就可以用焦三仙。

**大黄、附子：**大黄性寒，质重，力沉不浮，能泄至高之热。附子辛而大热，能壮丹田之火。所以用于便秘兼有上热下寒的效果好（具体辨识方法请参阅"调和寒热阴阳的半夏泻心汤"篇）。或者因为肠道寒气郁闭阳气，以致阳郁化生痰热，寒热胶结导致的便秘也可以使用（具体辨识方法可参阅"邪实阳郁之活用麻黄附子细辛汤"篇）。

**鬼针草：**野外到处都可以看到，它结的果一簇簇的，像针一样，能钩住人的衣服。别名又叫"盲肠草"，善治肠炎，用之能扫除肠道垢积。同时它还能除下焦湿热，善治泌尿系感染疾病。它水陆两通，水浊并除，是一味难得的好药。肠道有湿，大便黏而难排的时候就可以用它，效果比胡黄连还要好，但是价格却比胡黄连便宜得多。真是价廉物美。

**火麻仁：**凡是仁都多油，能润滑肠道而通便。临床上见大便不通，同时又兼有左寸不足的患者，说明小肠不通的同时心气也弱，这时候单用通大便的方法不行，因为肠道通了以后，心阳得以宣发，反而会走泄心气。如果单独使用补心气的方法也不好，因为小肠不通，心气不能下行，纯补反而会产生郁热。这种情况下，用火麻仁配合红参、银杏叶来通便，效果就好。平时使用的时候还要注意，火麻仁有滑泄的作用。记得我曾看过好几个脉弦亢上越而大又兼有便秘的老年患者，用济生肾气丸吃了效果还不错，但是一旦加上火麻仁，患者就会出现腹泻便溏。所以对于一些下焦元气不固的患者最好不要使用火麻仁来通便。

**桑叶：**性凉而润，能入肺经，疏散肺经风热。用于肺火亢，大便干结，见右寸脉亢越的患者。而且桑叶药性平和，治疗老年人便秘的时候，可以用来取代大黄，效果不差，而且更加安全。老师告诉我们，有一次，他看到一个老人家长期便秘，但他又不想看医生不想喝药，就自己坚持用桑叶泡水喝。老师问他："你这样自己用药，不怕出问题吗？"老人家说："怕什么，桑叶安全得很。你看那个蚕，天天都吃桑叶，不但没事，还长得白白胖胖的。"老师无语。后来随访发现，老人家坚持用桑叶泡水喝以后，大便变通畅了，人也好好的没有什么不舒服。可见这桑叶药性是比较平和的。老师临床应用，用量一般都是 20 克。而且桑叶用来治疗肺火亢导致的月经提前或者崩漏，以及脱发等，效果都不错。实在是一味好药。

**车前子：**车前子是一味通淋利湿的药物，但是它非常的滑腻，油脂很多，所以也能用来通便，只不过用量要大，一般用到 30 克，才会有通便的效果。临床上如果看到大便干同时又有小便涩痛的患者，用这个药物效果就好。但是要注意的是，车前子利湿，大量用以及久用有可能会伤及阴血，这时候要搭配点活血养血的药物，如丹参等才行。

**桔梗、枳壳、杏仁：**这是清代名医陆润养的经验，凡是老年人便秘，百药不效的，都可以考虑用这个药物组合。我自己在临床也经常使用，效果的确不错。这其中，桔梗、枳壳开通上焦气机，杏仁降肺气，很平常的药物组合，为什么适用于老年人便秘呢？以我自己的观点来说，人中年以前，气机整体以宣发向上为主，从中年以后，气机就以下降收敛为主了。人到老年，就像一年之中到了秋天和冬天。所以老年人气机大多偏于收敛，肺气过于收敛，大便就会不通，这时候用枳壳、桔梗将肺气打开，用杏仁将肺气通下来，就能解决便秘问题。

## 通便实战之精亏无以运化

一个44岁的男性患者，排便困难，大便干硬，像羊屎一样，而且一周才拉一次大便，期间大便偶尔会稀溏不成形，同时还伴有尿频，尿急，小便涩痛，腰酸痛。症状反复已经有两年了。

老师诊毕后，摇摇头说："你这个病不好治。"

老师很少这么说的。我赶忙抓紧时间给患者摸脉，发现他双寸脉不足，双关尺脉沉弦，脉象整体下陷，脉气疲弱无神，动力不足。

再看患者舌头，舌前端偏红，后端近舌根处偏白，舌根部舌苔偏厚而腻，舌根中间部位可见裂纹。舌面整个给人一种光莹而少津液的感觉。舌底静脉稍曲张，舌形偏细小。

"这个患者应该怎么分析呢？"我问老师。

"他的脉象疲弱无神，是阳气不足。舌面少津而偏光滑，舌根有裂纹，舌体偏小，说明精血不足。舌上部偏红，根部偏白，说明上焦有郁热，肠道有寒浊。舌下静脉曲张，说明体内有瘀血。这种情况属寒热虚实错杂，很不好治。"

"患者大便有时干结，有时溏稀是怎么回事？"我问道。

"患者精血不足，肠道不濡，所以大便干结。脾虚严重，有时脾胃受寒湿侵袭，脾虚无法运化，水湿直接注入大肠，就会导致大便稀溏。"老师答道。

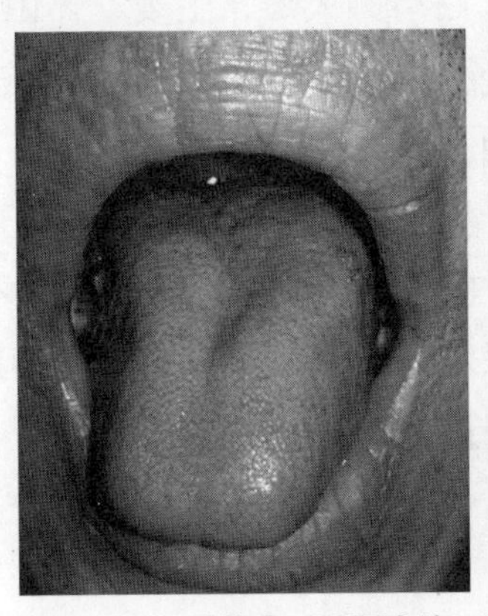
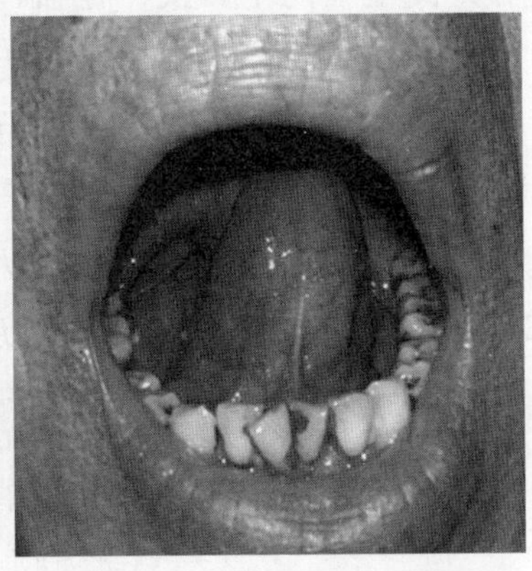

舌体小，舌面少津，说明精血不足　（见彩图9、彩图10）

“脾虚大便干结，这时候可以重用白术来通便吗？”我问。

“不行，像这种舌面光，舌体小，津液不足的患者不能用白术来通便。因为患者虽然脾胃虚弱，但是身体并没有痰湿邪气。白术是通过化痰湿为津液而达到通便目的的。这个时候用白术的话，无痰湿以供白术运化，白术温燥之性会耗损体内原本就不足的阴精，反而会导致便秘加重。”

“便秘伴有上热下寒，可以用附子和大黄来泄浊通便吗？”我问。

“附子、大黄攻逐力量强大，会伤津液导致肠道更干枯，要配合养脾阴的药物才能使用。”老师继续解释说，“还有车前子也不能用，因为车前子渗利伤阴，用之则肠干，也不能用火麻仁，因为火麻仁滑泄，不宜于脉气不足的患者。”

“那应该怎么治疗呢？”

“先把中气扶起来，让中焦运转，中焦脾胃健运，气血生化，正气充足，浊气自然能运化排出。”老师说完，开方如下：

**黄　芪** 50克　**桂　枝** 15克　**白　芍** 20克　**大　枣** 5枚　**生　姜** 15克
**怀山药** 40克　**炒神曲** 15克　**炒麦芽** 20克　**炒山楂** 30克　**大　黄** 10克
**附　子** 10克　**鬼针草** 20克　**肠六味**（猪甲 5克、红藤 20克、鸡矢藤 30克、火麻仁 20克、艾叶 5克、苦参 5克）

方中用黄芪建中汤［黄芪、桂枝、白芍、大枣、生姜、怀山药（代饴糖）］扶中益气升阳，其中怀山还是平补肺脾肾阴精的佳品。配合焦三仙（炒神曲、炒麦芽、炒山楂）运转中焦。用大黄、附子、鬼针草、肠六味通肠泄浊。其中，鬼针草善于清膀胱热，用于治疗小便频急涩痛效果好。

最后，老师告诉我们，临床上我们用桂枝、白芍这两个药的时候要知道，白芍长于敛阴，桂枝长于通阳。所以，当以发汗为目的的时候，桂枝用量要比白芍大些；当以养阴为目的的时候，白芍用量要比桂枝大些。

# 16

# 补而不滞是补法大道

一个 41 岁的女性患者，头整天昏昏沉沉的不舒服，伴心烦，多梦，眠差，脾胃以及饮食二便等都基本正常。发病已经有一个星期了。

老师诊毕后说她是典型的阴精亏虚，虚火上亢。一听老师这么说，我们赶紧趁着老师开方的时候，把患者的双手拿过来细细地品脉。发现她双手脉弦细，脉势上越明显，双尺脉尤其细得难以摸到。

老师转过身来问我们："阴虚火亢，虚烦不得眠，用什么方？"

"黄连阿胶汤。"王彩玲这次反应相当的快啊。

老师满意地点点头道："少阴病，得之二三日以上，心中烦，不得卧，黄连阿胶汤主之。就用黄连阿胶汤打底吧。"

"那患者头晕是怎么回事呢？"杜姐问道。

"双脉上越，提示浊阴不降。脉弦细，是阴虚不濡，当然会头昏沉啦。"老师一边回答，一边开始处方：

| | | | | |
|---|---|---|---|---|
| 黄　连 5克 | 黄　芩 10克 | 白　芍 20克 | 阿　胶 15克 | 鸡子黄 1枚 |
| 龙　骨 20克 | 牡　蛎 30克 | 半　夏 40克 | 细　辛 5克 | |

整个方子用黄连阿胶汤加龙骨、牡蛎、半夏降逆敛阴。但是为什么要用细辛呢？细辛的辛味极厚重，动力极强，走窜之性大，能耗散气血。用在这里不怕加重气血的上逆吗？我向老师提出了这个问题。

老师告诉我们："黄连阿胶汤加龙骨、牡蛎、半夏，养阴收敛下降的力量很强大，药力偏于'静'，静而不动则补药都会堵塞在一起，无法发挥作用。这时候加入一味细辛，动静结合，就像人一呼一吸一样，整个方子就活起来了。这样于阳中求阴，则补阴而不会壅滞，效果就会好。”

原来如此。我恍然大悟。想起我以前治疗那些通宵熬夜后，脉显得虚烦而大的患者，重用阿胶取效很快，但患者的脉由虚大变平和时会显得实而滞，原来就是因为药物过于敛补，偏于静而不动的原因。

“那如果补阳的时候呢，是不是也要动静结合？”我问老师。

“也一样的。”老师答道，“无论补阴补阳，都要讲究动静结合，循环流通，令补而不滞才是补法的大道。”

“比如说，用大量附子的时候，火力太猛，动力太强，就容易出事，这时候就要用一些静的药来控制它，比如加一味炙甘草就能伏火缓其急，或者加磁石，或者加龙骨、牡蛎，就能潜伏它的火力。又比如说，温补心阳的时候，就要注意通胃肠气机，这样心阳才能下行到小肠，心与小肠表里气机循环，药力才能补得进去，不然反而会壅滞形成热邪。”

难怪，老师每次治疗肾虚腰痛患者的时候，在应用杜仲、桑寄生、川续断、肉苁蓉、巴戟天等药物补肾的同时，通常还会加狗脊、乌梢蛇或者苍耳子等药升阳通督脉，就是要让补肾的药力顺着督脉流通起来。而且，在这同时，老师还常常根据具体情况，加枳实、竹茹等降任脉的药，就是为了督脉和任脉之间能循环流通，药物才能发挥作用。而且老师对肾气虚的患者，用杜仲、桑寄生和川续断来补肾气的时候，都是很灵活的。老师平时一般的用量都是杜仲 30 克，桑寄生 20 克，川续断 20 克，但对于下焦邪气重，阳气郁闭不升的患者，老师用杜仲的量就会减少到 20 克，桑寄生就会减少到 15 克，而川续断还是 20 克，这是因为杜仲和桑寄生偏于敛补，所以用量要减少，以免壅滞。而川续断补中有通，所以用量大点都没问题。有时候老师用杜仲的量会少到 10 克，这时候就是用杜仲来起到药引的作用，而不是为了补益肾气了。

而老师每次用大量黄芪补肺气以行其肃降之令，治疗肺气虚、浊气不降的时候，都要加一味知母，就是以知母之阴迎黄芪之阳，则阴阳化合为雨，肺气因而能下行。否则，如果单单大剂量使用一味黄芪的话，独阳壅于肺部，患者就会烦闷而周身发热。说实话，这样用药的“勇夫”，在临床上真是经常会碰到，甚至有时候我自己也是犯了这样的错误而不自知。

# 17

# 双膝盖以下凉，应从小肠入手治疗

一个32岁的男性患者，咳嗽，痰多而稀白，伴双腿膝盖以下凉，已经有十多天。我一看患者的症状特征，心里就开始猜想，这有点像是心肺阳气不足啊。因为心肺阳气不足，上焦津液不化，所以患者咳嗽痰多而稀白，腿凉也是阳气不足的表现。能不能用张锡纯的理饮汤呢（理饮汤由白术、干姜、桂枝、炙甘草、茯苓、白芍、橘红、厚朴组成）？我还在思索之中，老师已经诊毕开始处方了：

| | | | | |
|---|---|---|---|---|
| 肠六味（猪甲5克、红藤20克、鸡矢藤60克、火麻仁20克、艾叶5克、苦参5克） | | | | 柴　胡10克 |
| 黄　芩12克 | 半　夏20克 | 桔　梗15克 | 枳　壳15克 | 木　香20克 |
| 凤凰衣20克 | 木蝴蝶15克 | 炙桑白皮15克 | 丹　参30克 | 石菖蒲10克 |
| 桂　枝8克 | 炙甘草10克 | | | |

王彩玲在旁边认真看了好一会儿方子，问老师："这个患者双侧膝盖以下凉，能不能用点温阳补肾的药物？比如附子、巴戟天什么的？"

老师说："不能一看到患者脚凉就用温阳药。临床上很多膝盖以下发凉都是因为小肠不通，心与小肠的表里循环受阻，心阳不能下达引起的。这种情况用通小肠的方法就能解决问题。患者并不存在肾虚的情况，就不能滥用补肾药，否则，补药黏腻，会导致肠道更加不通，病情反而会加重。"

看来这个患者不是想象中的那么简单，趁着王彩玲提问的时候，我过去把患者的脉，双关脉郁，按之滑而有力，右侧寸关脉上越，左侧寸脉浮取不得。再看舌头，舌质发红，舌苔偏少，舌根苔偏厚浊。原来，这个患者是小肠不通兼有中焦郁滞。小肠不通，心阳就不能宣达而郁在中焦化热，所以患者双关脉显得滑而有力，舌质发红。中焦郁则肺气不降，加之心阳不宣无以温化肺浊，所以患者咳嗽痰白而多。

方中柴胡、黄芩加桔梗、枳壳、木香，运化中焦。肠六味加重鸡矢藤用量通小肠气。半夏、炙桑白皮降肺胃之气。凤凰衣、木蝴蝶敛肺止咳。丹参、石菖蒲通心脉。桂枝、炙甘草温宣阳气。

看到这里，我不禁想起以前老师治疗一个“胃部以下至小腿怕冷 2 年”的患者。患者到处求医，吃了很多温阳药物都没有什么效果。老师辨证为“小肠不通，心阳不能下达”，予小柴胡汤加肠六味，患者吃了 6 剂药后就完全好了。还有一个 60 多岁的婆婆，双腿无力，老师以通肠为主治疗，患者吃了药以后，双腿就明显有劲多了。

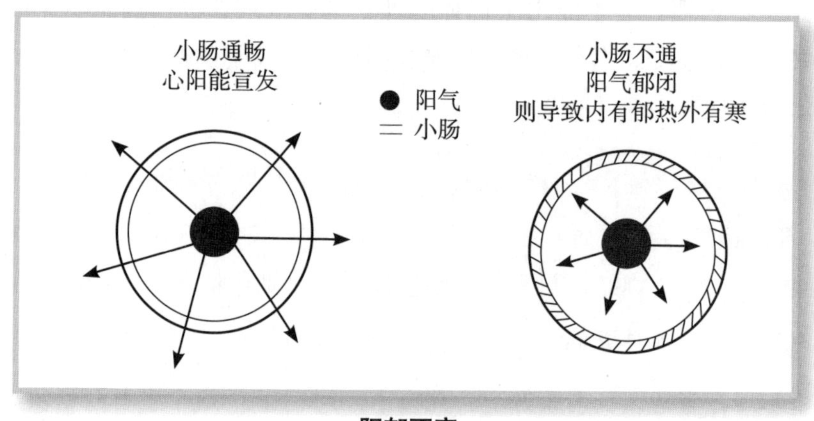


**阳郁不宣**

看来“心与小肠相表里”这个理论，很值得引起我们重视啊。那么“心与小肠相表里”到底有什么临床意义呢？心属火，总司人体阳气。所以“心与小肠相表里”含有一个容易被忽视的重要信息：那就是阳气入里则归于心，出表则归于小肠。小肠一旦不通，阳气不能外出，再旺也只能郁里化热。所以，阳郁重的人，火在于心，会显得烦躁难眠，舌红少苔。同时，由于阳气不能外达，又会显得肢凉怕冷。脉象就会显得沉而有力。由此可知阳气表里通达的重要性，所以俗语“表解一身轻，里通浑身劲”也就是这个道理。

## 小肠不通如何判断

如此看来，判断小肠通畅与否在临床中就显得尤其重要。

也许很多人会问：“如何判断小肠是否不通呢？”

一般来说，小肠不通的患者多有大便不顺畅，拉大便的时候很费力，要花很多时间。按照孙曼之老师的经验，如果解大便时间超过 6 分钟，就是肠道有问题。有的人甚至要用半个小时或者更长时间才能解决，见到这种情况，就是小肠不通无疑了。另外，小肠不通则大便间隔时间长，2 天以上才大便一次，甚至 1 周以上才来一次大便。但也有的患者大便顺畅，规律，甚或大便稀烂或泄泻不止，这是因为胃肠积聚停留，黏附在胃肠道的表面，影响了脾胃的传导运化功能导致的，这时治疗上要采用“通因通用”的方法。因此判断是否有小肠不通，最重要的是要结合脉诊。《脉经》有：“左手关前寸口阳绝者，无小肠脉也……王月即冷上抢心。”指出左寸脉浮取无，即为无阳脉，表明小肠腑气不通。所以临床上凡是左寸脉下陷，浮取摸不到，左寸脉整体形态像小“v”形凹陷的，则提示小肠腑气不畅，若同时伴有右尺脉滞而不畅者，则提示伴有形的积聚。

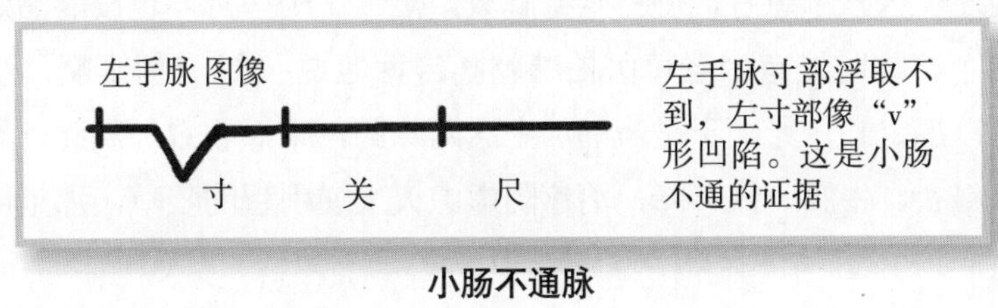


小肠不通脉

## 任之堂治疗咳嗽的常用思路

看到这里，也许有人会说：“这个患者是以咳嗽为主诉来看病的，但是余老师的方子里专门治疗咳嗽的药物不多，好像并没有针对咳嗽来处方。”

如果是这样认为的话，就大错特错了。这个方子里，老师基本上把平时治疗咳嗽的拿手绝活都用上了。

老师认为，虽然说五脏之病皆能令人咳，但是，无论五脏如何发病，只要没有影响肺气的宣发和肃降，肺气能通，就不会咳嗽。所以，老师治疗咳嗽，主要从“通肺气”这个思路入手。

桔梗、枳壳、木香和丹参、石菖蒲是老师治疗咳嗽用得最多的两组药，也是老师自创的通治咳嗽的“咳嗽丸”中的重要组成成分。

中焦是上下交通的中心位置，如果中焦不通，一口气堵在胸口下不来，就会咳嗽不止，所以，老师用枳壳、桔梗、木香为的就是运转中焦气机，打通肺气下行的枢纽。

为什么用丹参、石菖蒲呢？历来药学书上都没有说这两味药能止咳啊。很多人都问过老师这个问题。

老师告诉我们：“丹参、石菖蒲通心脉开心窍，使得阳气宣发顺畅，肺气疏布才不会受阻。从现代解剖的角度来看，如果心脉不通畅，肺静脉回流受阻，就会形成肺心病。反之，如果肺脉不通，则肺动脉流动受阻，心脏也会出问题。所以，心肺同居上焦，两者气机是相互影响的，两者往往一损俱损，因此，治疗咳嗽要心肺同治，效果会更好。”

而老师治疗咳嗽，尤其喜欢用凤凰衣这味药。凤凰衣是鸡蛋壳的白色内膜，它色白通于肺气，能包裹保护蛋清，因此具有收敛肺气的气化作用，能敛肺止咳，其药性平和，用于久治不愈的咳嗽效果尤其好。老师告诉我们，有一次，他治疗一个咳嗽患者，使尽全身解数，治了 1 个多月，也没能治好，眼看下不了台了。这时候有个老草医拍着胸脯告诉他说：“这有何难啊，用凤凰衣加牛膝可以搞定！”老师于是辨证加上这两味药，果然收效。从此，老师就知道了，凤凰衣、牛膝一敛一降，治疗阴虚虚火上逆引起的咳嗽，那是用一个准一个啊。

木蝴蝶也是老师常用的治疗咳嗽的药物之一。老师常常将木蝴蝶、凤凰衣、桔梗、枳壳、木香搭配使用，敛降宣通兼具，和木蝴蝶、凤凰衣、木贼草的搭配异曲同工（详细请见“木蝴蝶、凤凰衣、木贼草治疗小儿咳嗽”篇）

桑白皮为桑树的根皮。桑树一身都是宝，桑叶脉络舒展，最得肺络之气，桑枝能横走经络。桑根白皮用树根的皮，且其色白，因此最善入肺。其又为树的根，故能引肺气下行，直达下焦。记得老师有一次问我们：“右手脉上越过鱼际，这时候用什么来降下肺气最好呢？”我心里马上想到了枇杷叶、茯苓和黄精，但细细想又觉得不是很满意，不觉一时语塞。老师告诉我们：“这时候用桑白皮效果就不错。”同时老师还告诉我们：“如果是左手脉上越过鱼际，这时候用赤小豆降下心火，就比用黄连效果好。”这是老师用脉诊结合临床用药的经验之谈。我把老师说的如实记录下来，以供大家学习参考。

除了这些直接针对咳嗽的用药以外，方中柴胡、黄芩、半夏取自小柴胡汤，用以转动肝胃左升右降，肠六味通小肠，小肠通，则肺胃之气能顺利下降。

所以，可以这么说，看懂了这个方子，老师治疗咳嗽的思路也就掌握得差不多了。

## 我对“辛甘化阳”的理解

细心的人会发现，老师在方子最后还用了桂枝 8 克、炙甘草 10 克。那么用这两味是什么意思呢？老师告诉我们说：“桂枝、炙甘草同用辛甘化阳。”至于辛甘化阳怎么理解，老师并没有做进一步的解释。

“辛甘化阳”出自《黄帝内经》，其原句为：“五味阴阳之用何如？岐伯曰：辛甘发散为阳，酸苦涌泄为阴。”

有不少人将“辛甘化阳”理解为辛味和甘味药同用有温补阳气的作用，而将“辛甘化阳”中的“阳”局限地理解为温热或者温煦的意思。我个人认为这种理解是不正确的。为什么这么说呢？首先，阴阳是一气两分，也就是相同属性的对立面。对于一个事物来说，由于往往集多种属性于一身，所以，世间万物就只能是一个阴阳矛盾的集合体。比如，就药物而言，其属性有形态、颜色、味道、轻重、偏热偏寒、生长习性等。这些不同的属性都能归类于阴阳之中。比如偏温的药物相对偏寒的药物为阳；偏甘味的药物相对偏苦味的药物也为阳。我们要将药物分阴阳的话，只能是按属性总和来分别。比如说，砂仁辛香，本应是发散之品而属于“阳”，但实际它却有引气归原的功效而属于“阴”。这是因为砂仁的辛香之气在于表皮，而其仁中却含有酸味和甘味。皮能达表，皮之辛香能将药力引到表分，仁则入里，仁的酸味则能把气从气分收敛到中心，所以砂仁具有引气归原的功效而属于“阴”，这是由它的味道和形态特征共同决定的。又比如说，石膏性凉，相对于温热药来说属于“阴”，但石膏又具有甘味和辛味，相对于苦味酸味药来说又属于“阳”，所以石膏是“阴中含阳”的药物。当然，也有属性比较统一的药物，比如细辛性温、辛味雄厚为纯阳，甘草味独甘为阳，附子辛而大热为纯阳，黄连苦而大寒为纯阴，等等。所以，事物的阴阳属性是具有相对性和多样性的。我们中医理论中的阴阳也是一样。问题是，不少学习中医的人，总是按照惯性思维，将阴阳局限地理解为寒热。以这种思维定式去指导临床，就不免会产生错误。要知道，寒热虽然为阴阳中一大类，但阴阳绝非仅指寒热而言。《黄帝内经》虽然说热属阳，寒属阴，但从未讲过阴为寒，阳为热这样的话。实际上，我们在临证时只要多思考就会明白这个道理。比如，要说用温热药能补阳，看似确证无疑，其实错误。为何？因为“阳”的属性不仅包括温热，还包括宣发向上等。温热药只能补温热之气。临床补阳，若只知道用温热药而不知道让温热之气流通宣发的话，这温热之气就会郁而化为热邪，导致补阳不但无效反而助长了邪气。这就是为什么治疗阳郁而寒的患者，但用温热药会越温越寒的道理。

可见，辛甘化阳讲的是五味之阴阳。因辛入肺走皮毛而有走散之性，甘入脾有缓和以及运化之性，两者合用，就具有宣发之性。宣发之性属于“阳”属性中的一种，与“酸苦涌泄为阴”中的涌泄之性相对。所以，《黄帝内经》讲的是“五味阴阳之用，气味辛甘发散为阳，酸苦涌泄为阴”。并没有言及寒热之阴阳。可知“辛甘化阳”的正确意思应该是辛甘两味同用有宣发的作用，并非辛甘两味合用能有温补的意思。若非如此，岂不是说用石膏之辛加甘草之甘，两者合用有温补的作用？那岂非大谬！

也许有的人就会说了：“照你这么说，岂不是桂枝、甘草合用只有宣发而没有温补的作用了。那《伤寒论》又怎么把它用于汗后心阳受损证呢？”

桂枝、甘草同样出自《伤寒论》：“发汗过多，其人叉手自冒心，心下悸，欲得按者，桂枝甘草汤主之。”桂枝辛、甘草甘，两者合用有宣发之性，但要知道桂枝本身性温热，还能补温热之气。所以两者同用，温热宣发兼具，实为补阳的典范。

明白这个道理后，我们就知道，补阳不是单纯地用温热药就能达到的。热而不宣非为阳。所以，老师常常补肾阳的时候温热同时兼通督脉，补心阳的时候常常兼通小肠，治疗阳郁证注重宣发阳气同时解除导致阳气郁闭之邪，在补阳气的温热之性的同时，还要顺阳气的宣发之性，这样，临床效果自然好。

# 18

# 调和寒热阴阳的半夏泻心汤

这段时间湖北十堰天气开始变得冷而干燥，我发现老师用半夏泻心汤的频率却逐渐高起来，这是怎么回事呢？我心里感觉到十分疑惑。

一次趁着老师看病休息空隙的时间，我就问老师："半夏泻心汤一般什么时候用呢？"

老师回答说："半夏泻心汤我多用在见双手脉上越，寸部脉有力而尺部脉弱，证属上热下寒的情况。"

然后老师怕我们理解不够深刻，又补充说："即使是不摸脉，这上热下寒证也是十分容易辨别的。比如你看患者的舌头，如果舌尖红而舌根淡白的话，就说明患者上焦有热下焦有寒。又比如看患者的脸，额头部颜色发红，下颌部颜色却青白，用手摸额头发热，摸下颌却发凉，这也说明患者是上热下寒证。还有你可以摸患者的手，如果前端热，后端冷，那也是上热下寒证。这么多方法可以用，只要你稍为留心，辨证就错不了了。"

老师这么一说，我们都心里有数了，原来辨别上热下寒证是这么简单的事情。但我心里再想想，《伤寒论》中半夏泻心汤不是专门治疗寒热互结于中焦导致的痞证吗？我赶紧打开手机的电子书，查到《伤寒论》半夏泻心汤条文为："伤寒五六日，呕而发热者，柴胡汤证俱，而以他药下之，柴胡汤证仍在者，复与柴胡汤。此虽已下之，不为逆，必蒸蒸而振，却发热汗出而解。若心下满而硬痛者，此为结胸也，大陷胸汤主之；但满而不痛者，此为痞，柴胡不中与之，宜半夏泻心汤。"可见《伤寒论》中半夏泻心汤主要用于攻下后脾胃受伤，脾气不升，胃气不降，中焦不转导致的痞证。老师应用半夏泻心汤既不辨患者是否有脾虚，又不管患者有没有心下痞满症状，但见上热下寒证即用之，是不是有些不妥当？

我忍不住把这个问题提了出来，同时心里在想：看老师你怎么回答我这个问题。没想到老师对我这个刁难性的问题没有生气，反而耐心地跟我们解释说："人体脾胃位居中焦，有运转中焦、沟通上下阴阳的作用。因此，半夏泻心汤不但能运转脾胃之气，还能通过脾胃的运转，调和上下阴阳之气。因此可用于痞证，也可用于上热下寒证。其实广义地说，脾土居中，脾胃不仅是位居上中下三焦中的中焦，更准确的是位于人体气化的中枢，是人体气化沟通的枢纽，只要脾胃功能运转，无论是人体上下之阴阳，前后之阴阳，左右之阴阳，内外之阴阳，均能顺利沟通，因此那些脾胃功能好，能吃能拉的人，一般身体都没什么大问题。中医认为那些大病之后或者手术之后脾胃虚弱的人，都要先用糜粥养脾胃，待脾胃功能恢复了才能慢慢进补，也是这个道理。有的患者病后脾胃尚未恢复，就马上杀乌龟宰鸡鸭，唯恐补之不及。一方面，灾殃未去，又杀生造业。另一方面，看似吃进很多蛋白质，其实脾胃弱无力运化，反而会变成一堆壅塞脏腑经络的垃圾，导致病情反复和加重。"

## 冬季人多患阳气上浮

老师这一番话，犹如一道火光，顿时把我们给点醒。我不禁暗喜，以后用半夏泻心汤就心中有数了！

但是仔细一思量，另外一个疑问浮上了心头：冬天天气寒冷，按平常思路来说，应该是虚寒证的患者比较多，怎么这段时间反而是上焦有热的患者多呢？

老师告诉我们："因为现在人们生活水平提高以后，很多人一方面饮食不节，整天大鱼大肉，海吃胡喝，脾胃早就暗损。脾胃损伤，中焦运转无力，到了冬天后，上焦的气机就不能顺应收藏之令而降下来，上下阴阳不能沟通，所以容易形成上热下寒的证型；另一方面生活不规律，经常熬夜，生活放纵，导致肾精不足。到了冬天以后，天气寒冷，肾中阳气一部分被调用以抵御寒气，使得用来行使封藏之令的肾气更显得不足。因此肾精不足的人，到了冬天，无力行使封藏之令，气机也会上越，加之脾虚土不能伏火，肾中阴火上越得不到脾土的制约，火亢于上而虚于下，就会形成上热下寒的证型。不光如此，肾精不足的人，到了夏天的时候，精气顺应夏气而外宣，会使得内里空虚。有的人在立夏那几天，一到中午就会觉得脚软无力就是这个原因。以上两方面因素再加上冬天人们又爱吃辛辣燥热食物，爱打火锅，爱用暖气炉，加重了气机的上越，就使得这种上热下寒的证型更加多见了。”

原来如此！阳气亢越和脾胃关系很大。比如有的人冬天爱长冻疮，是因为皮肤受冻后，气机外应，阳气和水湿被带到肌表，但由于脾胃虚弱，无法运化和降下，故而出现局部的红肿痒痛。这时候，用藿香正气水或者白萝卜煮水外涂，使得湿化浊降，症状就能缓解。

所以，民间俗语说“冬吃萝卜夏吃姜，不用医生开药方”。就是因为萝卜一方面有降下气机的功效，一方面其味甘辛，能入脾而运转脾胃之气。且萝卜色白而味辛甘性平润，用之实有秋金生冬水之意。

所以，冬季养生，其要点就是顺从冬季的封藏之气，从而能保养肾中精气。

## 典型的上热下寒舌象

说来也巧，老师刚刚跟我们讲清楚半夏泻心汤的辨证要点，当天晚上我就碰到了实际的例子。

原来有个广州的朋友儿子感冒，咳嗽、鼻塞流涕，一个星期过去了也没好转，咳嗽反而越来越严重。因为以前有一次她儿子腹泻高热，多方治疗一月余都没有好，我给他用了半夏泻心汤加葛根芩连汤加减，结果才吃了 2 剂就完全好了。打那以后，患儿家长就比较信任我，所以这次一有问题又想到了找我。

因为他们远在广州，没办法摸脉，我问清楚病史后，让她把儿子的舌象用手机拍了发给我参考。照片发过来后，我一看，这不就是典型的上热下寒证吗？

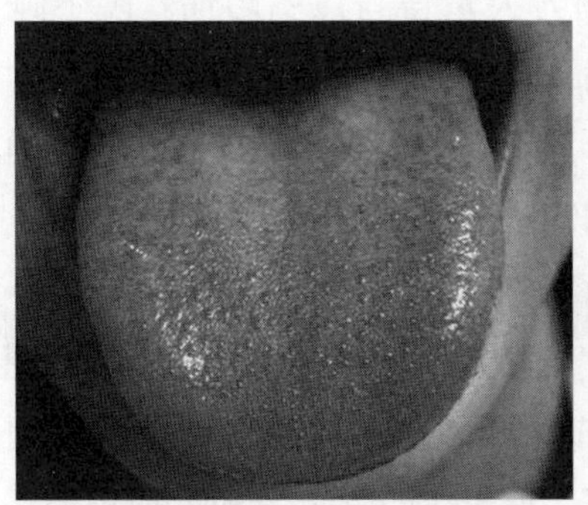

服药前舌象（见彩图11）

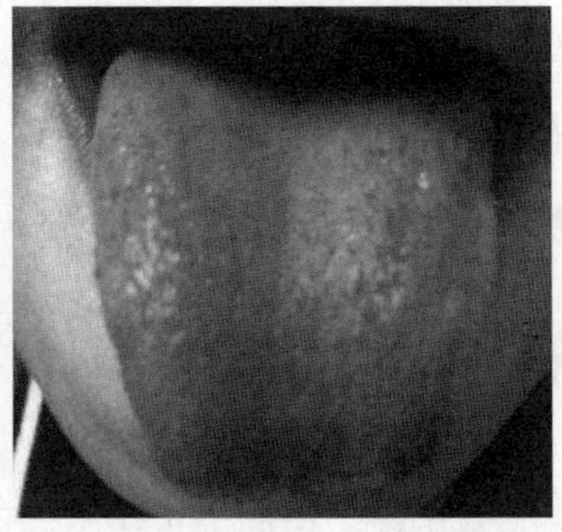

吃了一剂药后的舌象（见彩图12）

于是我给他开了半夏泻心汤加麻黄汤，再加一味苍耳子透鼻络祛寒湿。第二天，朋友告诉我，她儿子吃了药以后咳嗽明显好转了，但是还有鼻塞。我让她再拍个舌头的照片，一看，明显上下寒热调和了很多。就让她加上一味乌梢蛇，再吃一剂。次日，患儿家长高兴地向我反馈，她儿子的感冒完全好了，鼻子也不塞了。

这就是中医治疗感冒的速度。只要辨证正确，基本都是一两剂药搞定的。

两次发病都用半夏泻心汤取效。这说明，孩子的脾胃虚弱，中焦运转无力。实际上，现在的小孩普遍脾胃不好，其中相当一部分原因是家长错误的饮食观念造成的。也许有的家长会说，现在生活条件好，我们给孩子吃的都是最好最有营养的东西。殊不知，过犹不及，过多的营养反而会壅滞胃肠，导致脾虚肠积。所以，家长这种无知的爱，反而对孩子造成了严重的伤害！

# 19

# 临床运用黄芪建中汤的关窍

天气渐渐的变冷了，令我这个南方人觉得有点不习惯。晚上睡觉的时候，感觉被子都是水一样的凉，要睡下好一会儿才能变暖和。而这段时间，老师用黄芪建中汤的频率开始高了起来。有一天，竟然有十多个患者都是用的黄芪建中汤为主加减，老师自己也很惊讶地说：“难道是什么节气到了？”我们一查日历，还差十来天就要到冬至日了。

黄芪建中汤出自《金匮要略》：“虚劳里急诸不足，黄芪建中汤主之。”由黄芪、桂枝、白芍、大枣、生姜、饴糖、炙甘草七味药物组成。因为现在基本没有人做饴糖，市面上也买不到正宗的饴糖，所以老师平时就用怀山来代替饴糖。

我看老师这么反复地使用黄芪建中汤，知道老师一定是有很明确的使用黄芪建中汤的标准。

“什么情况下可以使用黄芪建中汤呢？”这天忙完以后，我向老师提出了这个问题。

“黄芪建中汤我主要用在脉象整体脉气疲弱无力，脉形偏细，双寸脉不足的情况。”老师长于平脉辨证，所以脉象就是判别的第一选择。

“除了脉象以外，难道没有症状上的特点吗？”我问老师。

“黄芪建中汤证脉象以‘火’之气不足为主要特征，火不足不能生土，则土也弱。脾胃有虚寒，就容易受到邪气入侵而出现各种胃肠的急性症状，如疼痛、挛急或胀或泻等。症状主要定位在脾胃，所以名为建中。当然，临床上只要患者脉象符合，就可以使用，不是一定要有脾胃症状才行的。”老师把脉讲究对脉气的理解，他把五行的理论融入脉诊中。认为凡是活力不够，宣发不足的脉象，就是缺乏“火”之气。

“黄芪建中汤中一味饴糖很重要。它是由粳米磨粉煮熟，加入麦芽，微火煎熬而成。颜色紫凝如深琥珀色，所以我们称它为胶饴。由于它用我们经常吃的米和麦芽制成，所以和我们的脾胃最相投合，最善入脾胃。因为它味甘性温，因此能补虚寒、能缓急证。黄芪建中汤就是因为有饴糖才能称之为建中，要是去掉饴糖的话，就是黄芪桂枝五物汤了。”

“那你为什么要用怀山来代替饴糖呢？”我问。

“那也是迫不得已，饴糖根本没的买，即使有也是不合格的劣质品。我想来想去，也只能用怀山来代替饴糖比较合适。因为怀山和制作饴糖的粳米都是色白性平味甘，都长于入脾胃。而且怀山煮出来的药水，浆汁黏稠，尤其当把怀山磨成粉来煮的时候，煮出来就是胶黏胶黏的，和饴糖一样。所以，怀山也具有饴糖的特性，可以取代使用。但是要注意的是，市面上有的怀山是用硫黄熏过的，煮了以后，药汁有硫酸的酸味，这种怀山是不能用的。”老师说。

原来如此，看来，在没有饴糖的情况下，也是可以权宜用怀山代替的。

“黄芪建中汤和补中益气汤有什么区别呢？”这时候，杜姐提了一个相当有水平的问题。

“补中益气汤（黄芪、人参、白术、甘草、陈皮、当归、升麻、柴胡、生姜）和黄芪建中汤（黄芪、桂枝、白芍、大枣、生姜、饴糖）都有补气升阳的作用，但是补中益气汤偏于补气，黄芪建中汤偏于温煦。最主要的是黄芪建中汤有缓急的作用，还长于治疗各种虚寒引起的急性胃肠疼痛证。”老师解释道。

老师这一番解释，我们终于把这个黄芪建中汤给拿下了。原来它：温而兼升，甘能缓急，主入脾胃。用于脉象见“火”之气不足，又兼有脾胃急性症状者最为适宜。

## 黄芪建中汤应用之扶正为先

一个23岁的小伙子，梦遗频繁，每周一两次，伴有尿道胀涩不适，四肢冰凉，身体经常控制不住地抽动。经常头昏沉感不清醒，记忆力下降。他告诉我们，以前不懂事，经常看一些黄色网站和录像。又轻信某些反中医人士说手淫有益无害，于是养成了经常手淫的习惯。手淫多了以后，就开始出现无法控制的频繁梦遗了。我们一看他，面黄肌瘦，脸上没有一点神采。双目无华，闪烁不定，不敢正面对人，整个人既缺乏正气，也缺乏自信。

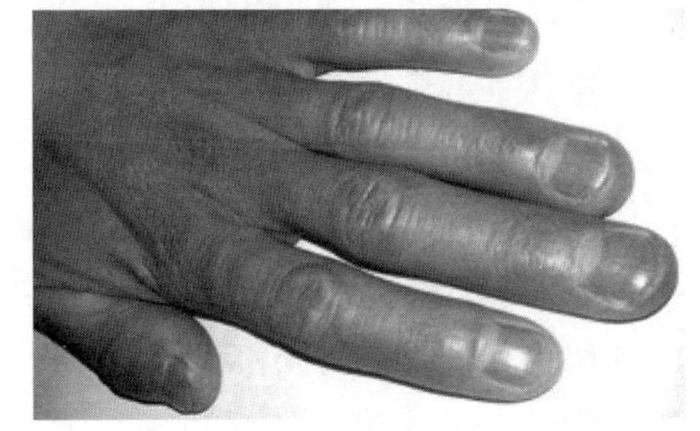

指甲郁红　　（见彩图13）

老师诊毕后，对我们说：“你们看看，这个患者咋治呢？”

我过去摸他的脉，发现双寸脉不足，双关脉郁，双尺脉偏弱，双关尺间脉沉弦偏大，整体脉气显得疲弱，动力不足，“火”之气不够。

再摸他的手，我的妈呀，本来我的手已经够冷的了，但他的手更冷，就像是摸到一块冰上面一样。再看他的手指甲，月牙都还有，不算很小，颜色也比较鲜明，看来肾气还不算很差。但是十个指甲都明显的发红，说明郁热明显。然后看舌头，舌体胖大，舌质淡，舌苔白，但是舌苔下面又可以看到点点的红色突起，舌底偏红，静脉曲张明显，说明脾虚湿重，湿气瘀阻阳气化热。

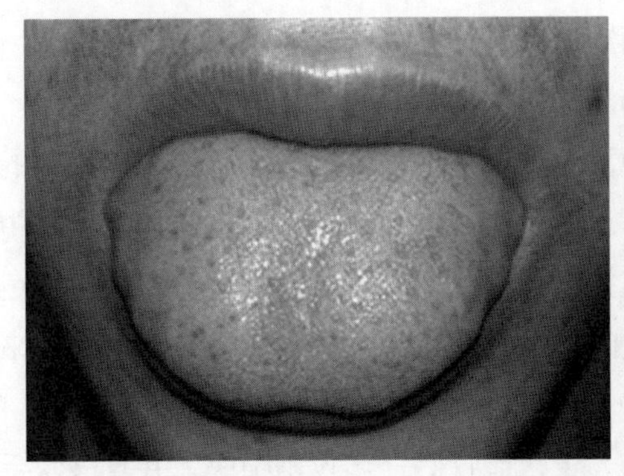

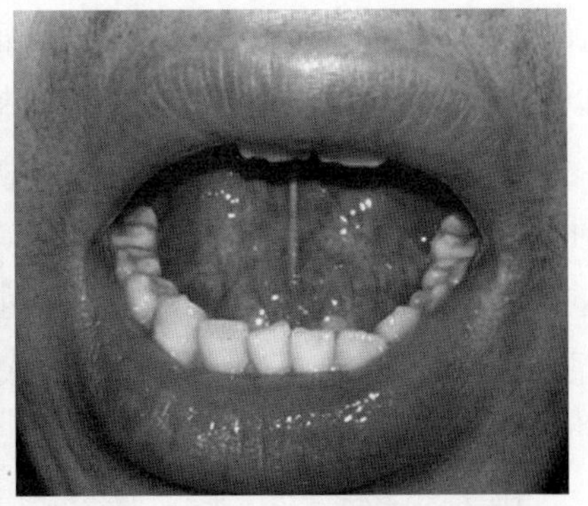

**气虚湿重，兼有郁热**　　　（见彩图14、彩图15）

患者双寸脉不足，同时脉双关郁，脉的“火”之气不够，应该用黄芪建中汤。但是另一方面，患者也毫无疑问存在水湿郁闭阳气，这种情况应该用当归拈痛汤之类的升阳除湿。鱼与熊掌不可兼得，总不能把两个方加在一起开吧。我一时觉得难以决断。

老师看我犹豫的样子，就解释说：“患者当前以中气不足为主要矛盾，应该先把中气扶起来，不然水湿是化不掉的。”

对啊，我怎么忘了。一切重病难病，都应该以扶助正气为根本，以运转中气为重点。

老师处方：

| | | | | |
|---|---|---|---|---|
| 黄　芪 50克 | 桂　枝 30克 | 炒白芍 30克 | 大　枣 5枚 | 生　姜 15克 |
| 怀山药 50克 | 炒神曲 15克 | 炒麦芽 20克 | 炒山楂 30克 | 苍耳子 20克 |
| 苍　术 15克 | 珠子参 10克 | 炙甘草 8克 | | |

方中用黄芪建中汤加焦三仙建中气，运中焦。用苍术、苍耳子发散湿气，用珠子参透发郁热。苍术、苍耳子、珠子参同用，化湿升阳透热，相当于当归拈痛汤一样。看到这里，我不禁暗暗敬佩老师处方开得真是火候老到，搭配精妙。

细心的张宇还发现这个患者的拇指相对其他手指显得非常的粗短。这是怎么回事呢？

老师解释道：“因为以人的手对应人体，则拇指对应人体之上，小手指对应人体之下，所以从整体而言，拇指就代表了上焦，也即心和肺。小手指就代表了下焦，也即肾。患者拇指独粗而短，就说明心肺阳气不宣，浊气过重，所以，有这种手指的人，就容易患心肺疾病和脑部的疾病。”

最后，老师劝告患者，要多下地活动，多接地气，因为土气能化去心中的浊气。要多看佛经，多接触正能量，正能量就像阳光，只有阳光才能除去心中的阴暗思想。不能再手淫，手淫严重损害肾精，精亏则思淫，就会更加迷恋色情，形成恶性循环。而且肾精就是人的根本，决定了人的阳寿，从这个角度来讲经常手淫就和自杀一样。

确实，手淫害人不浅。有的无知人士，借打假之名攻击中医，并且鼓吹手淫不但无害，还有益于身体。认为精液就是蛋白质而已，随时可以补充。这真是荒谬之极端，精液是人体精华中的精华，岂能等同于饮食中的一般蛋白质。就像钻石和炭一样，虽然两者都是碳原子，但钻石由千万年高压晶化而成，岂能和一般炭相提并论！这种言论导致一些年轻人沉迷手淫不知悔改，真是害人不浅。

老师开完方后，患者对老师说：“我现在早上阴茎不能勃起，平时勃起的时候也没有力量，能不能加一些补肾壮阳的药给我。”

老师说：“你现在先不要追求性能力，要把这个念头放下，就当没有一样。先静下心来，安心吃药，等肾气补足了，功能自然会恢复的。”

我们在旁边听了，不禁感慨：此人真是不见棺材不落泪啊。这边厢肾精还没养起来，那边厢就盘算着怎么挥霍了。就像一盏灯，油都快干了，还要想着再添一把火。所以，归根结底，他的疾病完全是由他自己的内心招来的，心病未除，问谁又能治得了他身体的疾病呢！

## 黄芪建中汤应用之黄精、熟地黄为何要九蒸九晒

患者临走前问老师：“我经常头空空伴昏沉感，记忆力下降是怎么回事？”

老师告诉他：“中医理论认为脑为髓海。大脑中的脑髓组织和精液一样，都是人体肾精中的精华。你经常手淫，过度地消耗和透支肾精，大脑就会失去精气的濡养。大脑没有了营养的供给，头就会感觉空空荡荡的，什么也记不住。”

老师接着对我们说：“精能化气，气能养神。人体的肾精就像大树的根一样，树根粗壮，树木才能长得茁壮，树根把精气向上输送，大树枝叶才能繁茂。人也是一样，肾精充足，则肾中气化有力，精化为气，气足则上养头目，人

就会有精神。所以精足则气旺，气旺则神足。”

“而这肾精中包含了人体的所有信息，能够一代一代地传下去，就像植物的种子一样。它虽然也是由蛋白质组成，但是和一般的蛋白质是完全不一样的。植物的种子要经过夏天雨水的反复浇灌，阳光的反复照射，才能长成。人的肾精也是一样的，是由人体的精气反复地经过心阳的温暖宣发和肾气的滋润收敛，经过了千锤百炼才能化生的。所以，每一个精子的形成都要历经水和火的洗礼，都要一定的时间，不是吃了一顿肉一个鸡蛋，或者补液输入白蛋白就能形成得了的。”

“我们平时用的九制黄精和九制熟地黄之所以要九蒸九晒就是这个道理。他们本来就能补益肾精，但是经过反复的水蒸和日晒后，水火之气不断炼化，他们也变得越来越黑，补益肾精力量也越来越强。这就是黄精和熟地黄为什么要九制的原因。”

老师还告诉我们，他专门从高山地区进了一批野生黄精，自己买了一个大锅，准备亲自制作九制黄精。可想而知，这批亲自制作的九制黄精质量一定很好，不知道老师什么时候能做好，我们都很期待啊。

# 20

# 杏苏五藤饮化经络湿毒

一个 30 岁的男性患者因“全身泛发湿疹伴瘙痒 4 年”来就诊。4 年来，湿疹反复发作，一发作就全身痒得不得了，吃了很多西药，抹了不少药膏，效果都不明显。同时还伴有眠差，大便稀溏。

老师认真地摸完脉，仔细看了患者的舌头，说：“你脾虚得很，脾虚湿气上泛，所以犯病。”然后，老师转过身来，示意我们去看患者的舌头。“你们看，这就是典型的胖大舌，是脾虚有湿的表现。”我们一看，患者体形肥胖，面色偏白，脸部虚胖，舌苔偏白，舌质偏淡，舌形胖大，肿得把整个嘴巴都塞满了。

我们都看完后，老师又叫患者把腿上的裤子拉起来，看腿上湿疹的情况。老师看完后对我们说：“脾虚湿浊上泛，本来应该用杏苏五皮饮，但是这个患者湿邪化毒，入于经络，已经不在皮表，所以要用藤类药才行，我们就给他开个杏苏五藤饮吧。”

我赶紧提问：“怎么判断是湿浊化毒入络的呢？”

老师解释：“水湿在皮表的话，疹子一般比较鲜活，多呈风团样浮出皮肤表面，并且会成片融合。患者疹子颜色偏灰暗，说明湿气化毒。疹较平，散落呈粒状而不成片，用手去抓的话，也是一粒一粒的，这就说明湿毒是从经络发出来的。”我们仔细看，果然如老师说的一样。

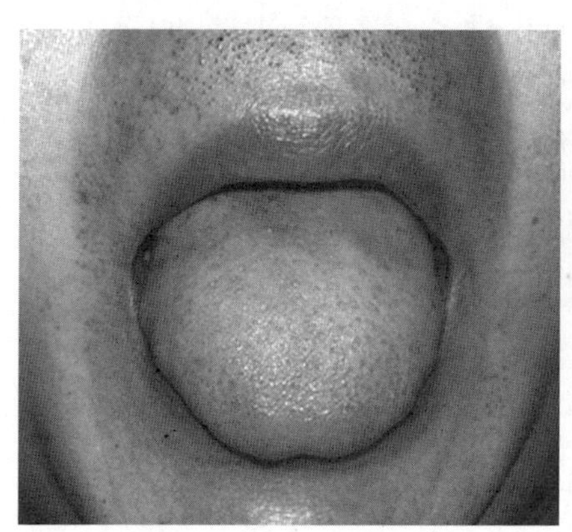

湿浊重则舌胖苔腻（见彩图16）

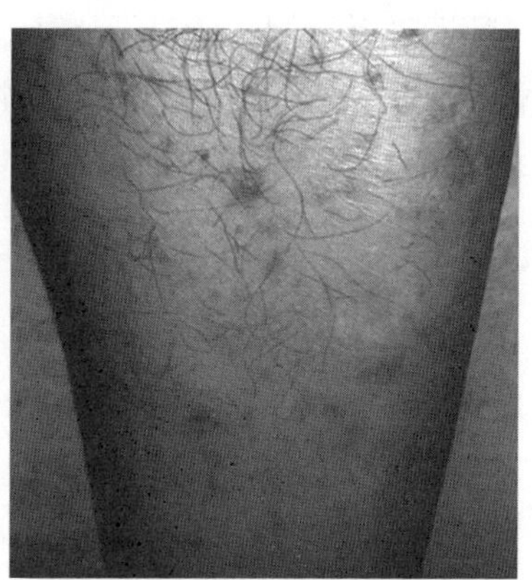

湿毒在经络则皮疹点状散发（见彩图17）

老师随后开方，用杏苏五藤饮：

用杏仁15克、苏叶8克、忍冬藤30克、络石藤15克、青风藤15克、鸡矢藤50克、鸡血藤30克，化湿通络。用蝉蜕10克、蛇蜕10克，以皮达皮，祛风止痒。用全虫10克，通络搜风解毒。用怀山30克、炒薏米20克、芡实20克，健脾化湿。“诸痛痒疮，皆属于心”，故用丹参30克、石菖蒲10克，通心脉。再加红参20克、银杏叶20克，温补心气，推动湿邪向外排出。

整个方子思路清晰，目的明确。两天后我打电话给患者询问病情，他告诉我湿疹有明显好转。

# 21

# 脉之胃神根

一位42岁的女性患者，全身乏力以双腿明显已经一年多了，同时伴胸口阻闷感，易受惊吓，下午胃胀，双乳时痛，眼睛胀不适。平素月经不规律，月经量少，色偏暗。大便不成形，有不消化物。

老师诊毕后说："你的脉象土气不足，肝气太亢。气血亢越不能内守，导致骨髓空虚失养。你的病很不好治。"

听老师说的这么严重，我们都过去摸患者的脉。发现患者双手脉上越明显，脉整体弦亢不柔，就像铁丝一样硬邦邦的。

我问老师："脉象土气不足是什么意思？"

老师答道："脉要有胃神根。胃就是胃气，也即土气。指的是脉象摸起来要有柔和之象。如果脉摸起来不够柔和的话，就是土气不足。这个患者的脉弦硬，就像干枯的树枝一样，没有柔和之意，说明土气衰败，土衰脾胃运化无力，生化不足，所以患者胃胀，大便不成形、有不消化物，月经量少。肝为刚脏，需要阴血的濡养，脾虚严重不能生血，血不柔肝，肝气就会过亢，患者胸闷，易惊，乳房痛，眼睛胀，这些都是肝气过亢导致的。"

我点点头，确实，人体五脏六腑都依赖于脾胃这个后天之本生化的气血来濡养。如果没有脾胃之气灌注的话，本脏之气就会显露，脉象就会因为没有胃气而显得不柔和。就像树木没有了汁液就会干枯一样，如果脉象一点柔和之意都没有，那就是胃气绝，我们称之为真脏脉。如《黄帝内经》就讲得很清楚："见真脏曰死，何也？曰：五脏者，皆禀气于胃。胃者，五脏之本也。脏气者，不能自致于手太阴，必因于胃气，乃至于手太阴也，故五脏各以其时自为而至于手太阴也。故邪气胜者，精气衰也。故病甚者，胃气不能与之俱至于手太阴，故真脏之气独见。独见者，病胜脏也，故曰死。”

“那脉有神是什么意思？”我又问道。

“有神就是脉象有从容之意，和缓中又有力量有生机，就像一个朝气蓬勃、充满活力的人一样。如果脉软趴趴的，脉气缺乏一股向上的动力，就像一个人蔫不拉几的，或者说像被霜打的叶子一样，那就叫无神。”

我问：“那是不是说脉有力就是有神呢？”

“那不一定，脉有力又有从容之意，那才能叫有神。如果脉有力，摸起来弦劲搏指，那是邪气太盛导致的，就不能叫有神了。脉有神具体怎样只能意会，难以言传。清代学者周澄之在《脉义》一书中讲的比较好，他说：脉神不可言，请言其意可乎？其来也，浩然可见，无怠缓模糊，亦无迫急不安之态；其去也，坦然而隐，非涣漫不收，亦无应指即散，不见其去之形，则指下即令无力，来去即不能从容如一，形态即不能柔和，而其神故跃然自在也。”老师解答道。

不等我继续发问，老师接着说：“脉有根就是尺脉不败。如果两尺脉摸不到，那就是脉无根。脉有根的人，即使病再重，都还有希望。脉无根的人，即使寸关脉再好，症状再轻，也难治。”确实，脉有根就像大树有根一样。所以，《难经》讲得很清楚：寸口脉平而死者，何谓也？然，诸十二经脉者，皆系于生气之原。所谓生气之原者，谓十二经之根本也，谓肾间动气也。此五脏六腑之本，十二经脉之根，呼吸之门，三焦之原。故气者，人之根本也。根绝，则茎叶枯矣，寸口脉平而死者，生气独绝于内也。

“那你说患者气血亢越不能内守，导致骨髓空虚失养，是根据什么来判断的呢？”

“患者脉上越，且弦亢不柔，没有一点下降收敛的意思，说明气血亢而不守。你再看患者手掌皮肤泛油光，也是精华上泛于肺表，肺气不降，金不生水的表现。患者无力以双下肢明显，而且十指月牙短少，就说明肾中精气亏虚。肾主骨，肾亏骨髓当然会失去濡养。”老师答道。

我们都凑过去看患者的手，果然如老师所说。看来结合手诊辨证也是很重要的。

## 枯木逢春

说了这么多，但是究竟应该怎样治疗呢？

老师说："脉弦亢不柔，是土气不足，当从阳明论治。"

随后处方如下：

| | | | | |
|---|---|---|---|---|
| 枳　实 25克 | 黄　芪 90克 | 党　参 30克 | 茯　苓 30克 | 炒白术 30克 |
| 桂　枝 20克 | 防　风 10克 | 炒薏米 30克 | 法半夏 15克 | 白扁豆 30克 |
| 川续断 30克 | 补骨脂 10克 | 炒菟丝子 10克 | 杜　仲 15克 | 生黄精 20克 |

我一看方子，可不只是补益脾胃而已。于是我跟老师说："能不能解释一下这个方子的意思。"

老师回答："整方有'枯木逢春'之意，具体什么意思，自己回去悟去吧。"

唉，老师有时候就是这样子。他说要留些余地让我们自己发挥，还说每个人都要有自己的思考特点，如果什么都要学得跟他一模一样的话，那他这个老师就是失败了。

既然如此，我只能把我自己对这个方子思路的理解写出来，供大家参考。

枯木要逢春，必须要固其根，培其土，最后引春风升发之气。方中用茯苓、党参、白术有四君子之意，能补益脾胃，相当于给树木培土一样。方中白扁豆、炒薏米健脾的同时祛湿，能除土中多余的水气。方中黄芪、桂枝、防风同用有温升之力，犹如春天的暖风。以上药物同用，既有参苓白术散的味道，又有黄芪建中汤和补中益气汤的意思，扶中土并温阳气，就像春天的阳光，照暖了土地一样，就等再来一场春雨了。

方中枳实、半夏有降下之力，能泄浊气，相当于给土地松土一样，而与黄芪、黄精同用，能导肺气下行，有行金气而生水之意，就像下一场春雨。而这黄精可不简单，他皮黄肉白而甘，黄为土之气，白为肺之精，所以叫作黄精。善于入脾健运脾胃，更长于运化肺气令其下行而补益肾精，且补而不滋腻。与怀山相似，而怀山偏于敛，偏腻，久用碍脾生湿，黄精则皮色纯黄，肉甘爽而不黏腻，补益中有运化之力故补而不碍脾胃。老师经常用于右寸脉上亢而左尺脉不足，金不生水的患者。

方中杜仲、川续断、补骨脂、菟丝子共用补益肾精，就像给树根一股生命力一样。其中杜仲色黑，折断可见中有白丝，韧性很强。菟丝子皮黑，煮了以后会吐出白色的丝一样的东西，所以叫菟丝子。这两个药都是黑中包白，黑为肾之色，就像人的骨头。黑中白为肾之精，就像人的骨髓和大脑一样。所以，这两味药虽然是草木之品，却大能补益肾精。而方中补骨脂、菟丝子又是老师经常用来补肾精的药对。为什么要用这两个药搭配来补肾精呢？我也问过老师，他还是让我去参悟。我想了好久，这补骨脂色黑味咸，能补肾自是无疑，但是相对其他补肾药而言，补骨脂的油脂显得特别的多，因此能补骨中的油脂，所以才叫作补骨脂。看来，老祖宗给药物起名字可是很有根据的啊。所以补骨脂和菟丝子两药合用，一能补骨中油脂，一能补骨中髓，实在是补肾的好拍档。而加上杜仲以后，杜仲是很厚的树皮，就能补骨头中的骨质。续断呢，中间色红多致密小孔，就像骨髓中的血管一样，因此具有活血接骨的作用而叫续断，能通补骨中的血脉。因此，杜仲、续断、菟丝子、补骨脂这四个药物搭配补肾，是很有深意的。

这样一来，老师把整个方子的意义称之为枯木逢春也就不难理解了。但是，我个人觉得，如果方中加少许知母以其阴柔迎黄芪之温燥，让这春雨来得更细更柔和些。再加些许细辛，其震动之力，如惊蛰之雷，那岂不是更妙。

为了方便大家理解，我把整个意思，简单地用一张图来表达。

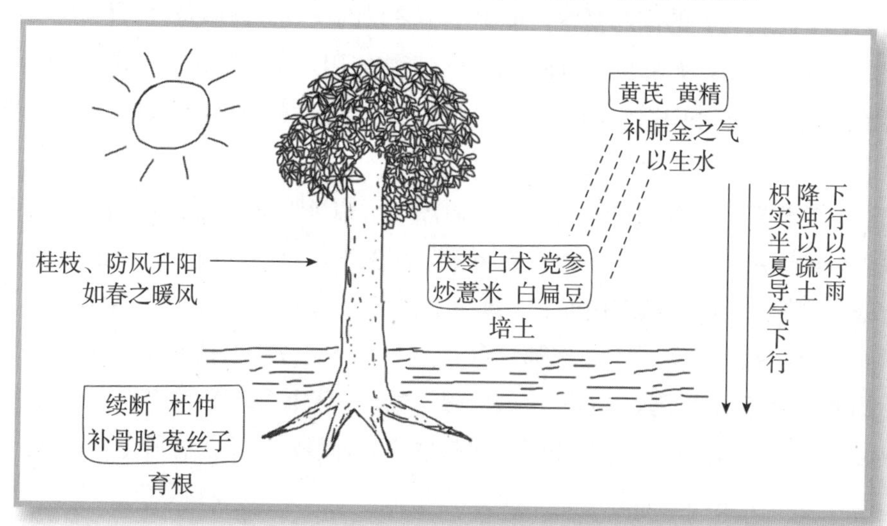


**枯木逢春**

# 22

# 丹参槟榔饮泻心肺浊气

一个 62 岁的婆婆，反复头晕伴胸闷，已经有好些年头了。头晕发作的时候觉得天旋地转，恶心想吐。同时伴有大便干结，双侧膝盖上楼梯的时候疼痛。

老师认真号脉，再看看婆婆的手和脸，然后对婆婆说："你的心脏有问题。"

婆婆很惊讶地说："医生你真是神了，我就是心脏不好，医生建议我要装心脏支架，但是我不愿意。我认为中药能治得好，没有必要装个东西进心脏里面，所以才来找你看的。"

我问老师："你是怎么知道婆婆心脏不好的呢？"

老师说："你看她的脸上，凡是颧骨上有斑的，无论是黑色的斑还是红色的斑，都说明心脏有问题。"

"另外，她左寸脉不足，说明心阳不振。右寸脉上越，说明肺中有邪气。心肺同病，心脏当然就会有问题。"

"心阳不足，水不温则寒，寒水上泛，就会出现胸闷，头晕，恶心想吐。"

"那患者大便干结是怎么回事呢？寒水盛的话，患者不是应该大便溏泻才对吗？"

"水不温化则不为津液而为水邪，寒水虽盛，但逆于心肺，不在胃肠，胃肠水津不足，大肠失濡，大便就会干结。"

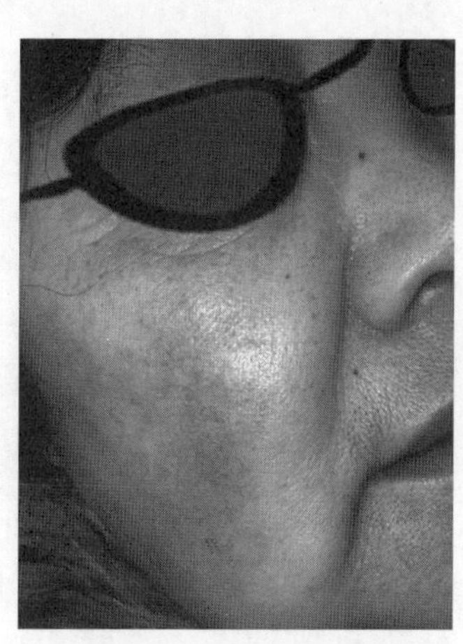

颧部色斑，须提防心脏病变
（见彩图18）

“那患者为什么会有膝盖痛呢？”我刨根问底。

“阳气者，柔则养筋。心阳为诸阳之总领，膝为宗筋之会。心阳不足，膝盖就会失去濡养。所以董氏奇穴理论把膝盖看作人体的第二个心脏。而膝盖为人体大关节，再加上肺气不降，肺不能行使治节的职能，膝盖活动就会有问题。膝盖濡养不足，关节又不通利，上楼梯当然就会痛啦。”

这时候，细心的杜姐问：“那患者的手肿胀是怎么回事？”

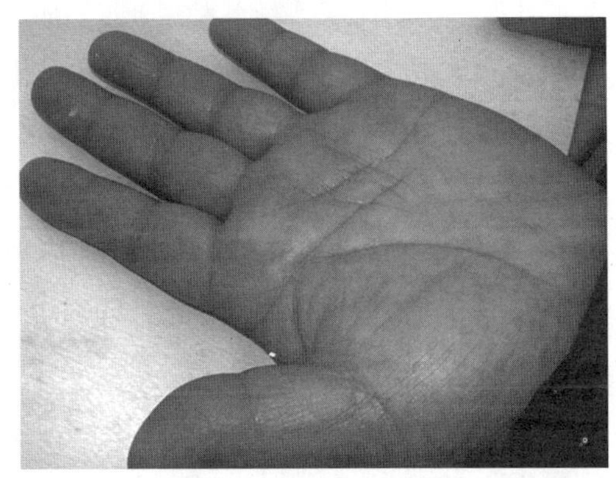
手掌肿胀，提示水浊内盛　（见彩图19）

我们一看，婆婆的手掌手指都肿胀得厉害。婆婆告诉我们，她是坐车劳累没休息好才出现手掌肿的。现在休息了一下，肿已经比原来消了些了。

“这就说明肿胀是因为心脏阳气不足，阳不制水，水气上泛引起的。”老师解释道。

那这个患者应该怎么用药呢？

“凡是见到颧骨部位颜色变化，或者红，或者黑，或者褐色，同时伴有左寸脉不足或者濡大，右寸脉上越的，就可以考虑用丹参槟榔饮。”老师说。

处方如下：

| | | | | |
|---|---|---|---|---|
| 丹　参 30克 | 石菖蒲 10克 | 枇杷叶 30克 | 槟　榔 12克 | 鹿衔草 30克 |
| 透骨草 15克 | 伸筋草 15克 | 杏　仁 15克 | 火麻仁 15克 | 郁李仁 15克 |
| 杜　仲 30克 | 川续断 20克 | 红　参 20克 | 银杏叶 20克 | |

方中除丹参槟榔饮（丹参、槟榔、石菖蒲、枇杷叶）外，加鹿衔草、伸筋草、透骨草三药合用，善治膝盖疾病，其中鹿衔草温阳祛风湿，透骨草透骨中气，伸筋草舒筋，已然含有温阳柔筋、通气利节的意旨。故鹿衔草以川牛膝、川续断代之亦可，透骨草以麻黄、木贼草代之亦无妨。明白这一道理，临床上灵活加减治疗膝盖疾患就心中有数了。方中红参、银杏叶温补心气。杏

仁、郁李仁、火麻仁开肺润肠。因为患者同时双尺脉弱，肾气不足，老师又加入杜仲、川续断补肾。

细心的人会问："补肾余老师通常杜仲、川续断、桑寄生三药同用，为什么这里不用桑寄生呢？"

老师告诉我们："桑寄生寄生在树上，根不着土，因此善于敛补上焦之气。患者心肺阳弱邪盛，不宜于收敛上焦气机，因此不用桑寄生。"

## 丹参槟榔饮和瓜蒌薤白白酒汤的区别

这时候旁边的张宇问道："能不能用瓜蒌薤白白酒汤代替丹参槟榔饮？两者有什么区别？"

瓜蒌薤白白酒汤出自《金匮要略》："胸痹之病，喘、息、咳、唾，胸背痛，短气，寸口脉沉而迟，关上小紧数，瓜蒌薤白白酒汤主之。"方由瓜蒌、薤白和白酒三味药组成。

老师解释道："丹参槟榔饮中丹参养心血；石菖蒲辛温，能开心窍，能把寒水散开；枇杷叶降十二经之气；槟榔逐三焦水。瓜蒌薤白白酒汤中，薤白和白酒温阳开散的作用和石菖蒲相似，全瓜蒌宽胸降痰浊，和枇杷叶相似。因此，两者功效大致相同，都具有先开散寒浊后再降下的功效，都能用来治疗心阳不振引起的胸痹证。但是，丹参槟榔饮中还有一味槟榔，它长于泄水气，而且力量强大迅速，用于水气偏盛者效果更佳。"

"那能不能用风药来开散寒水呢？"张宇继续问。

"不行，风药升阳，能把气机往上提。这个患者是上焦邪盛不降，所以不能用风药。"老师解答道。

"既然患者心阳不振，可不可以加一味桂枝温心阳呢？"我问老师。

"方子中已经有石菖蒲就行了。而且桂枝温通的力量较强，温散的力量不如石菖蒲。"

"但是桂枝温阳的力量比石菖蒲强啊？"

"石菖蒲温阳力量并不在桂枝之下。"老师说，"你看它长在水旁湿地或石上，喜欢冷凉湿润的气候及阴湿环境，十分耐寒耐水，即使是在冬天下大雪的时候，它都长得郁郁葱葱的，可知它温阳的力量一点也不弱。"

# 23

# 典型的冲气不降脉象

一个76岁的婆婆，全身骨节疼痛，胃中灼热不适，打嗝，大便两周未行，家人带她过来就诊。老师认真号完脉后，肯定地说："冲脉不降，这就是你的病根。"

冲脉是人体奇经八脉之一，能调节十二经的气血，故又称十二经之海。同时它又和月经密切相关，冲、任两脉气盛，月经才能如期而来，因此冲脉又称为血海。冲脉走行于人体前面，是气机升降的一条总的通道。

## 冲气不降的脉象是怎样的

冲脉不降属于气血上逆的一种情况，但是具体怎么辨别，我一直都没有弄清楚。这次看到老师这种不容置疑的口气，我感觉一定是个很典型的例子。我连忙问老师："冲脉不降怎么判断呢？"

"凡是见双手脉上越，其中右侧脉寸关部偏大，同时又有双尺脉不足的情况，就说明是冲脉不降。"老师告诉我。

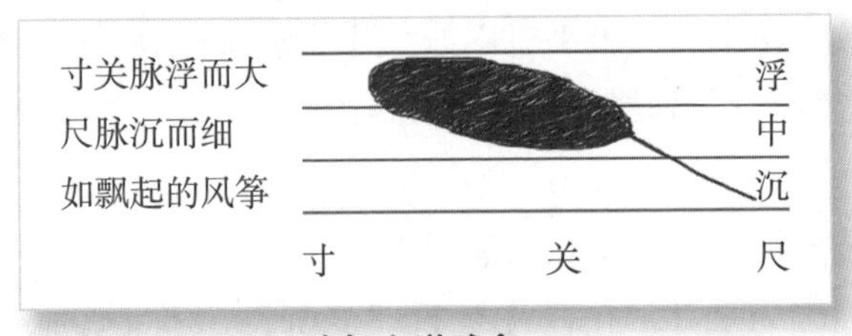


冲气上逆脉象

我过去摸婆婆的脉，发现她双手脉上越明显，双侧寸关脉都很大，但是双侧尺脉却沉弱难及，摸上去就像突然消失了一样。整个脉象就好像是一根细线拉着一个飘起来的大风筝一样。这种典型的脉象给我的印象真是太深刻了，以后我想忘记都难。

我摸完脉后，顺便看婆婆的舌头，舌质偏红，舌苔少，这是肾精不足的表现。舌下静脉曲张得非常厉害。这又是怎么回事呢？

老师仿佛看出我心中的疑问似的，在一旁解释道：“冲为血海，冲脉不降，血脉就会瘀阻，舌下静脉就会曲张。”

## 气血不足，慎用针灸

冲脉不降，肺胃之气不能下行，所以婆婆胃灼热，打嗝，大便难出。但是全身骨节疼痛是怎么回事呢？我向老师提问。

老师答：“冲脉不降，肺气不能下行，肺主治节的职责就不能运行，全身骨节得不到肺气的疏通，当然就会疼痛。”

老师这么一说，让我立马想起老师针灸扎肺经上的小结穴治疗患者骨节疼痛、活动不利，屡屡获得奇效。

“那能不能给婆婆扎一针小结穴？”

“不行，针扎下去气血要调动得起来才有用。她肾虚得厉害，扎了也没用，而且气血经不起调动，扎了恐怕会出问题。”

老师说得很有道理。我们平时临证，确实是要谨慎细心，不做危险的操作，既是对患者负责，也是对自己好。

## 竹茹是降冲气良药

“冲脉上逆源于肾虚不能固摄，肾中气机上逆。降冲脉逆气要从胃入手治疗，因为胃为十二经之海，胃气下降，十二经之气才能随之下降。如果是冲脉不升，治疗则要从肾入手治疗，因为冲气源于肾气。降冲脉之气就一定要重用竹茹这味药。因为竹子中空，而且在所有中空植物之中，它是长得最大的。人身之中经脉之大者莫若冲脉，自然植物之中，中空直长而大者，莫若竹子，所以竹子和冲脉的气化性质最相接近。”老师边说边开始处方：

| | | | | |
|---|---|---|---|---|
| 竹　茹40克 | 枳　实15克 | 黄　芪30克 | 知　母10克 | 熟地黄30克 |
| 当　归20克 | 肉　桂5克 | 葛　根30克 | 三　棱15克 | 莪　术15克 |

方中竹茹、枳实降亢逆之气。黄芪配知母，补肺气而行其肃降之职。熟地

黄、当归、肉桂三药中两阴一阳，取象于肾之坎卦，而能补肾气。三棱、莪术开血海瘀结，以利冲气下行。用葛根者，使得降中有升，升降循环，效果更好。

### 虚证便秘，香蕉不宜

老师开完药以后，特别交代患者家属："不能吃香蕉。"很多人都知道香蕉能通大便，但是却很少人知道香蕉性寒而滑，最伤脾肾之气，脾肾虚弱导致便秘的人，吃了香蕉便秘反而会加重。而且，很多香蕉都是还没有熟就摘下来，寒性更重。记得我自己有一次嘴馋吃了一个半青不黄的香蕉，马上就出现腹痛不适，大便也变稀溏，而且难排。可知，用香蕉来通便，不是每个人都适合的。胃肠有热，大便燥结的人用了有效，但是像婆婆这样因为肾亏气逆导致大便不排的，吃了反而会滑泄肾中元气，导致病情加重。

## 24

## 肺亢则发落

一个 38 岁的女性患者，睡眠不好，晚上眼睁睁地睡不着，但是人又不烦躁，大便秘结，月经周期延长，怕冷。

老师摸脉后问她："你平时掉头发多不多？"

患者回答道："我就是头发掉得厉害。"

老师转过头来对我们说："那就对了。她右寸脉亢越明显，肯定会有掉发的。"

我问老师："为什么右寸脉亢就会掉发呢？"

老师说："右寸脉亢说明肺中有热。肺主皮毛，肺热则叶焦皮毛虚弱急薄。所以肺热则皮毛焦枯，就像一片土地热得发焦一样，头发不能生长，自然会掉发。"

## 肺亢脱发用桑叶

“这种情况导致的掉发用桑叶效果就好。”老师告诉我们。

“用枇杷叶代替桑叶可以吗？”我问。

“不行，桑叶有滋燥凉血、疏风清热的功效。而且，你看秋天肺金肃杀之气当令的时候，很多树木都落叶，桑叶却没有怎么落。可知桑叶治疗肺气过亢导致的掉发是十分合拍的。而枇杷叶只能敛降气机，不能清热，也没有疏散的功效，所以取代不了桑叶。”老师说。

老师这么一说，令我想起以前治疗脉上亢掉发的患者，重用枇杷叶，效果不错，但是患者都普遍反映吃了药以后大便变得不那么通畅了。后来我考虑是肺气敛降太过导致，加了桔梗和防风以后就好多了。现在看来，用这么多种药，还不如一味桑叶效果来得好。

## 不能入眠但又无烦躁为气亢在肺表

我又问老师：“为什么患者眼睁睁睡不着，又不烦躁呢？”

老师解释：“肺主皮毛，肺气亢而不降，眼皮自然闭不起来。气亢在肺，不在心和胆，所以患者虽然睡不着也不会觉得烦躁。”

我接着问老师：“那患者月经周期延长是怎么回事呢？”

老师答道：“肺主通调气机，肺朝百脉，肺亢则血脉热盛，血热则迫血妄行，因此肺脉亢的女性患者，容易有月经先期、月经周期延长以及崩漏等疾病。”

老师告诉我们，患者脉整体细而弱，气血不足，用八珍汤打底，处方如下：

| | | | | |
|---|---|---|---|---|
| 桑　叶 25克 | 生麦芽 40克 | 炒麦芽 40克 | 茯　苓 30克 | 白　术 20克 |
| 党　参 30克 | 炙甘草 8克 | 熟地黄 30克 | 当　归 20克 | 川　芎 10克 |
| 白　芍 20克 | | | | |

方中用八珍汤补益气血。用炒麦芽加生麦芽一降一升，长于开通冲脉气机，导八珍汤的补益之力下行而能补益胞宫，也有利于肺气的肃降。同时麦芽开胃消食，八珍汤与其共用则无滋腻碍脾的顾虑。用桑叶疏肺中热而能治掉发，润肺中燥而能通大便。

# 25

# 气陷也会打嗝

## 气陷打嗝用桂枝、黄芪温阳补气

一个50岁的男性患者，胃胀、打嗝，伴口干口苦。

老师诊毕后处方：

| 黄　芪40克 | 桂　枝20克 | 鸡矢藤40克 | 蒲公英30克 | 珠子参15克 |
|---|---|---|---|---|

我一看这处方，未免有点疑惑。患者口干口苦是胆胃郁热，用蒲公英、珠子参透胆胃郁热，用鸡矢藤泄胃肠浊气，这好理解。但是方中用黄芪和桂枝是什么意思呢？

老师告诉我："患者双寸脉不足，上焦气不够，所以患者身体会出现自我调整，用打嗝的方式把郁在胆胃的阳气提上来。对于这种打嗝，不能凭症状而用半夏或者代赭石之类的降胃药，否则症状会加重。要用桂枝温心阳，用黄芪补肺气，上焦气足了，打嗝自然就会好了。"

几天后，患者回来复诊，告诉我们吃了药以后，打嗝基本上没有了。

确实如此，人体本身有自我调节机制，我们平时见到的很多症状其实都是机体自我调节的反映。比如说，心肺阳气升发不足的患者，早上起床的时候经常会打喷嚏流清鼻涕。这打喷嚏其实就是机体将阳气往上调动的表现，流清鼻涕其实就是阳气将肺经寒气外排的表现。

## 气陷咳嗽用升陷汤

这个患者让我回想起以前我在医院五官科坐诊的时候，那年正逢冬季，出现了不少咳嗽患者，有的患者在楼下的呼吸科看了很久都没好，就跑到我这里来看，以为是喉咙发炎引起的咳嗽。我一摸脉后发现脉象要么沉弱，要么右寸不足。这显然就是大气下陷，机体用咳嗽的方法自我调节，把气机调上来补足肺气的不足，这种情况如果只知道针对咳嗽症状用镇咳药物治疗的话，患者就算吃完一车药也好不了。我给这类患者用上张锡纯的升陷汤加减（黄芪、知母、桔梗、升麻、柴胡），效果立竿见影。后来，可能是呼吸科的医生接受了患者的反馈，我发现在来自呼吸科的咳嗽患者中，处方在镇咳的基础上要么加了味桔梗，要么加了味柴胡，就是没有一个像样的升陷汤的思想，可见还是不得要领，所以效果还是不好。

通过这个例子，也提示我们临证要四诊合参，不能想当然地凭症状用药。记得以前我看过的一个胃胀打嗝的患者，脉象沉细而弱。她告诉我说，以前曾经看过一个胃肠科的专家，把药喝了以后，马上晕倒在地，好一会儿才醒过来。我把她吃的那个处方拿来一看，都是代赭石、半夏、旋覆花之类的开破降气药，用量还特别大，这一下把上焦的气都破降下来了，人能不晕吗？可知气机升降弄反了，生死就在反掌之间，我们临证一定要细心谨慎，可千万不能弄错了。

# 26

# 平脉辨证治疗怪病

今天患者比较多，我们在诊室里配合老师紧张而又有序地忙着。这时候，外面候诊室时不时传来阵阵怪叫声。声音高亢，短促，连续几声，就像是受惊的鹅在叫一样，每隔几分钟就叫一次。我心里想，这是哪个调皮鬼在外面捣乱，家长也应该管管才对啊。但是家长好像没有管的意思，怪叫声一直持续，我未免心烦。刚想出去看个究竟，突然想起，我以前在医院工作的时候看过的一对6岁的双胞胎，也是这样的怪叫，两兄弟是儿科医生叫来让我检查看喉咙有没有问题的。我给他们检查过后发现一切正常，兄弟俩举动说话反应都和正常人一样，就是时不时会一唱一和地发出阵阵怪叫。当时的我对这种情况根本不知如何辨证治疗，只能告诉患者家属，西医认为这是癔病性喉痉挛，和情志因素有关，没有药物可以治疗。当时，家长听了我的话以后，可以看得出脸上满是失望和自责。

果然，我猜得没错。这是患者发出的怪叫，是一个12岁的女孩子。一年多前，不知道为什么就发病了。发作的时候，全身肌肉都会不自主地抽动，然后扯着脖子发出怪叫。除此之外，一切都如同常人。这一年多来，家人带着她四处求医，但是都没有效果。

## 气冲逆则喉痉怪叫

小女孩聪明伶俐又乖巧，进来坐下后，主动向老师问好。老师问她："你是不是故意这样子怪叫的？"她说："不是的，我也不想这样子。"老师又问："那你自己控制得了吗？"她说："控制不了的。"

说实话，看到这个患者，我立马就想起清代名医喻嘉言在他的《寓意草》里面记载的治疗鬼祟病的案例。喻老让患者用龙骨、牡蛎再加上当归、羊肉煮汤喝，用龙骨、牡蛎纯阴之形以吸附鬼祟之气，用当归补血，用羊肉之腥膻味，与邪气同气相求，患者喝了以后，排出大量污秽，疾病告愈。

这个小患者是怎么回事呢？

老师诊毕后，让我们也给她看看。我过去摸她的脉，发现左寸脉沉而弱，右寸关脉浮而滑大，右尺脉偏沉弱。再看舌头，舌尖红，舌根苔偏厚腻。这时候，我的思路已经先入为主，满脑子都是喻嘉言的那个案例。我心想，这个患者用龙骨、牡蛎、当归，加狗肉煮汤，再在汤中加一味猪甲泄浊，效果应该不错。我想向老师提出我的看法，话到嘴边又有些犹豫。

这时候老师已经开方了：

| | | | | |
|---|---|---|---|---|
| 桂　枝 20克 | 白　芍 15克 | 附　子 10克 | 大　枣 3枚 | 生　姜 20克 |
| 大　黄 15克 | 竹　茹 20克 | 炙甘草 10克 | | |

看了老师开方，我才反应过来，脉左寸及右尺不足，这不就是心肾阳气不足吗！唉，我真是迟钝，思路来得太慢了。

旁边的张宇看了方子后问老师："这个病是怎么回事？"

老师解释说："她的病如果仅仅从症状思考很难入手分析。但是从脉象上来看，她是心肾阳气不足导致的。肾气不足，无力封藏，浊阴就上泛。心阳不振，阳光不能克制阴霾，浊阴就化不掉。浊气上冲，冲击咽喉，引起咽喉肌肉痉挛，患者就会不自主地发出怪叫。所以方中用桂枝汤加附子温阳，回逆气；用大黄加竹茹降气泄浊；用炙甘草同白芍一起，有芍药甘草汤之意，能缓急止痉挛。"

由此可知，掌握脉诊在中医临床中是多么的重要。

## 错补阴气则耗阳气

听老师这么一说，病机就很清楚了。但是我想起老师治疗冲脉不降的一个病例（详细请看"典型的冲气不降脉象"篇），用了当归、熟地黄和肉桂来补肾精。那么这个患者能不能用点补肾精的药物呢？我问老师。

老师回答说："患者左尺脉还可以，没有明显的肾阴不足。当前以心肾阳气不足为主要矛盾，治疗应该以温阳为主，不能用补阴的药物，否则影响补阳的效果，用得多了甚至还会伤阳气。"

确实是的，补阴药物需要阳气来推动运化，阳气虚弱的患者使用补阴药物要谨慎。记得我以前曾经看过一个咳嗽的小孩子，在儿科看了一个多月都没有好，吃了药病情反而加重，我一看方子，都是些贝母、沙参之类的养阴润肺的药物。再看小孩子的舌头，舌头伸出来的时候，舌质显得很红，收回去的时候却可以看到舌苔淡白。舌质看起来郁红，也难怪儿科医生会用养阴润肺药。再摸脉，发现左寸脉弱，有种推不动的感觉，而右寸脉却偏大。这是心阳不足，不能推动肺中浊气下降，反而导致心阳被郁而化热。医生用养阴药物的话，导致心阳更加受累，所以病情反而会加重。于是我用附子加白芍补助心阳，再加上杏仁、前胡等降肺气的药物，患者吃了两剂药咳嗽就好了。

## 阳衰则阴化为浊气

老师开完方后嘱咐小女孩："记得以后不能吃冷的和冰冻的东西，不能吃水果。"

小女孩说："为什么不能吃水果呢？我可喜欢吃水果了。"

老师对她说："你要想病好，就听我的话。你体内阳气太弱，吃水果的话伤阳气，阳气就会更加弱，浊邪就会更加重，病情就会加重。"

小女孩似懂非懂，但是她很乖巧懂事，她对老师说："那我听你的，以后再也不吃水果了。"

这时候旁边的杜姐很不解地问道："阳气弱为什么会导致浊阴加重呢？"

老师说："人体阴阳相互制约，气机运转，人就能处在一个健康的平衡状态。阳气的多少，决定了人体能运化的阴气的多少。当人体阳气减少的时候，人体能承受的阴气也相对减少，多出来不能运化的那部分阴气就会变成浊阴而导致疾病的发生。"

确实，减一分阳气，则生一分浊阴。对于这一点，我自己深有体会。记得我以前在医院上班的时候，有一天，由于过度劳累，整个人突然觉得头晕出冷汗，接着喉咙和胸口就无缘无故地有很多痰，一阵阵涌上来。我赶紧找机会休息了一会，等缓过来以后，痰气自然就消失了。这正是因为阳气骤衰则痰浊骤生啊。

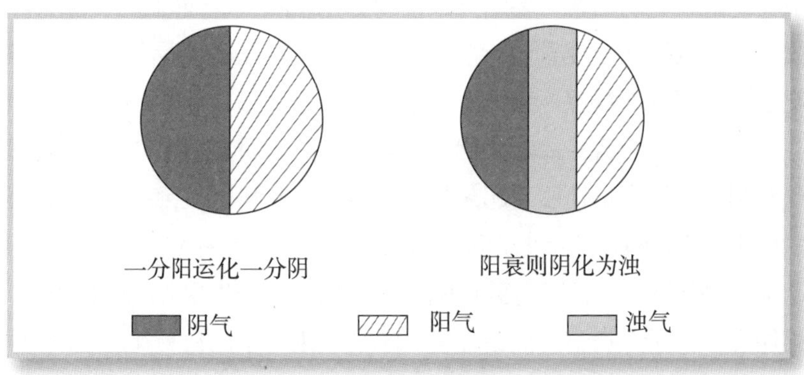


**衰阳化为浊**

老师喝了口茶，继续解释道："阴浊发生以后，患者或者由于受到惊吓，或者由于外邪引动，导致浊气上冲。上焦心肺阳气不足，不能把上逆的浊气温化降下，下焦肾阳不足，不能将浊气下敛。这浊气就像断了线的风筝，飘在上面下不来了。”

这不就相当于中医所说的奔豚病吗？后来我翻书查找，发现在《金匮要略》中这种怪病早有记载。在“奔豚气病脉证治”中有：“奔豚病，从少腹上冲咽喉，发作欲死，复还止，皆从惊恐得之。”从少腹上起，冲咽喉，发作欲死，复还止，这和无法自己控制的气冲怪叫，不就是同一回事吗？条目下还记载有：“烧针令其汗，针处被寒，核起而赤者，必发奔豚。气从少腹上冲至心，灸其核上各一壮，与桂枝加桂汤主之。”可知，古人早在几千年前就把这个病的病机和治疗方法都弄清楚了。

既然阴浊之气上逆不降，可不可以加龙骨、牡蛎降气化痰呢？因为龙骨、牡蛎重镇降逆，能导龙雷之火下行，同时还长于敛藏精气。清代大医家陈修园认为此药为化痰之神品。

老师说：“患者现在浊气太重，龙骨、牡蛎偏于收敛，还是等浊气减少些再用好点。”

不对啊，张锡纯说龙骨、牡蛎敛正气而不敛邪气，且喻嘉言也有用龙骨、牡蛎引邪气外出的经验，用在这里降逆敛正又能祛浊，应该很合适。我看着老师说：“应该可以用的吧。”老师和我对视一笑，说：“应该可以，下次再用也不急。”

老师说完以后又补充道：“上焦之气下降，要依靠金气下行。从这个角度来说，还可以加黄芪和知母，用黄芪补足肺气，知母制约黄芪的温燥。黄芪温补之阳迎知母以及浊邪之阴，则阴阳相化合为雨，浊气因而下行。同时还可以加一味肉桂，因为肉桂善走下焦，长于暖丹田之气，和桂枝搭配，则上下两把火都点起来。”

几天后，患者喝完药回来复诊，我们惊喜地发现，她的症状明显减轻了。一个上午才发出了几次怪叫，怪叫的声音也明显小很多，身上肌肉也不抽动了。小女孩和家长都十分高兴，看得出，带她来看病的父亲，额头上的皱纹都松展些了。小女孩很懂事，一看到老师就鞠了个躬，说：“谢谢伯伯，我的病好多了。”老师开玩笑说：“我有那么老了吗，你应该叫我叔叔才对啊。”小女孩马上改口说：“谢谢叔叔，叔叔你还很年轻。”我们在一旁都笑了。吃药有效果，患者很高兴，医生更开心。

老师认真把脉后，这次把龙骨、牡蛎，还有黄芪、知母和肉桂都加上了。

# 27

## 葶苈子泻至高之气

一个28岁的女孩子，脸上长痤疮，色红，粒小，伴痒痛，平时怕冷，月经量少。

老师把完脉后跟我说："你看她的右寸脉，亢大得很。"

我过去摸她的脉，发现她右寸脉大，弦滑有力，脉上越过鱼际，脉气给人一种拼命往上冲的感觉。再摸左寸脉却显得不足。

"肺气亢越这么严重，该用什么药呢？"

老师告诉我们："对于肺气亢越得很严重的患者，肺中痰湿郁闭在上焦降不下来，这种情况用枇杷叶或者代赭石等降胃气的方法，效果不理想。这个时候，我们就用泻肺气的药，相当于给郁闭的痰湿之气开一个洞，使得肺气宣通，这样就能降的下来了。"

"那可以用桑白皮。"我说道。

老师说："用桑白皮可以考虑，但桑白皮能引气下行入肾，药力偏补，攻逐的力量偏弱。用葶苈子就好，它药力迅猛，能泻肺经至高之气，凡是肺脉亢越，肺中痰水壅盛的，用上去效果就好。"

老师还告诉我们，有个5岁的小孩子哮喘反复发作，在医院静滴药物，治了很久症状控制都不理想，后来有个医生给他重用葶苈子达30克，用了两剂药，症状就控制住了。

"葶苈子泻气伤脾胃，不能多用，症状控制后就要停药，脾胃虚弱的人还要再把脾胃补补。"老师提醒我们。

## 葶苈子和麻黄、细辛的区别

“既然要把郁闭的肺气开通，那么用麻黄或者细辛行不行呢？”我问。

“不行，”老师说，“麻黄和细辛都是向四周发散的，力量不够集中，达不到开破的目的。且两者药力均上行，不宜单独用于浊气壅塞上焦的病证。而葶苈子有开破并泄下气闭的功效。《本草十剂》有云：泄可去闭，葶苈、大黄之属二味，皆大苦寒，一泄血闭，一泄气闭，盖葶苈之苦寒，气味俱厚，不减大黄，又性过于诸药，以泄阳分肺中之闭，亦能泄大便，为体轻象阳故也。所以葶苈子开泻的功效不是细辛、麻黄能代替得了的。”

听老师这么一说，我想起以前看到的1956年《中医杂志》期刊上曾经介绍过用葶苈子治疗百日咳的经验。介绍经验的前辈只知道葶苈子能治疗百日咳，却不知道是针对肺气亢越，肺中痰湿不降证型的，如今，我们把个中道理弄清楚了以后，结合右寸脉亢大有力，用葶苈子治疗百日咳就更有把握了。

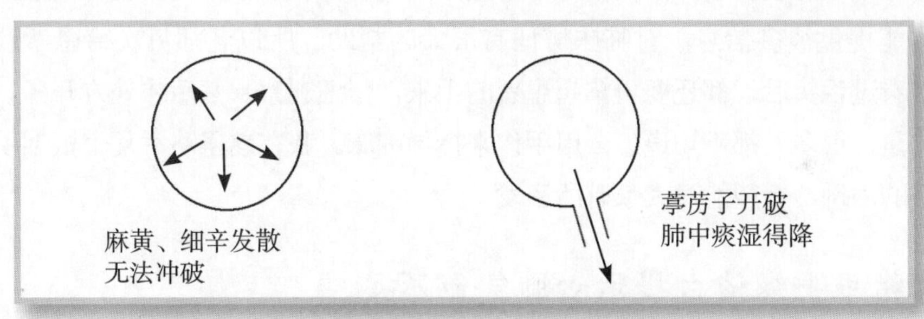


**葶苈子和麻黄、细辛的区别**

老师说完后处方：

| | | | | |
|---|---|---|---|---|
| 桂　枝 20克 | 丹　参 30克 | 葶苈子 15克 | 金银花 10克 | 乳　香 6克 |
| 没　药 6克 | 黄　精 20克 | 枇杷叶 30克 | | |

方中用桂枝配丹参温通心脉，一寒一热，相得益彰。用葶苈子泻肺中痰湿，用金银花清上焦头面热邪，用乳香、没药活血消肿，祛腐生肌。黄精、杷叶同用，降肺浊，纳气归原，使得金能生水。

后来，我翻查《金匮要略》，发现其中载有：“肺痈胸满胀，一身面目浮肿，鼻塞清涕出，不闻香臭酸辛，咳逆上气，喘鸣迫塞，葶苈大枣泻肺汤主之。”看来，葶苈子真是一味好药，凡是肺经痰湿壅塞不通导致的咳嗽、气逆、哮喘、肿胀、鼻炎，都可以应用。古人竟然能把这些药物的特殊的功效，理解得这么透彻，真是令人敬佩。

# 28

# 注重手诊助辨证

经云，有诸内者，必形诸外。这是中医望诊的理论依据。而望诊之中，手诊也能提供很多信息，对临床辨证有很大的帮助。所以老师每次给患者诊完脉，看过舌头后，都还要再拿起患者的手来，仔细观察，然后才处方开药。可惜的是，很多人都不知道怎么用手诊来指导临床。我在这里略举几个根据手诊辨证的病例，希望能对大家有所启发。

## 指甲上缘淡白提示心肺气血不足

一个 18 岁的女孩，平素怕冷，掉发多。

老师这次在摸脉之前先拿起患者的手看了好一会儿。然后跟我们说："你们看她的指甲，很典型的心血少。"

我们都凑过去，"怎么看出来的？"张宇问。

老师解释说："指甲的最上部位代表人体上焦心和肺，她的指甲上面一圈发白，说明心血不足，肺气偏弱。"

我们一看，果然患者十个手指上面一圈都是发白的。

再仔细看，指甲上再往下一点，都有一片明显的发红，就像胭脂一样，凝而不散。"这是不是说明上焦还有郁热不能宣发呢？"我问老师。

老师点头表示同意。

“她的指甲下面部分发白，而且没有月牙，说明她肾精不足。”旁边的张宇说。

“是的。”老师讲解道，“因为精血不足，所以怕冷。因为热郁上焦，熏灼皮毛，所以会掉发。”

然后老师处方：

| | | | | |
|---|---|---|---|---|
| 丹　参 30克 | 当　归 20克 | 生地黄 20克 | 桂　枝 8克 | 桑　叶 15克 |
| 黄　芪 30克 | 知　母 10克 | 黄　精 20克 | 杜　仲 30克 | 巴戟天 15克 |
| 大　芸 15克 | | | | |

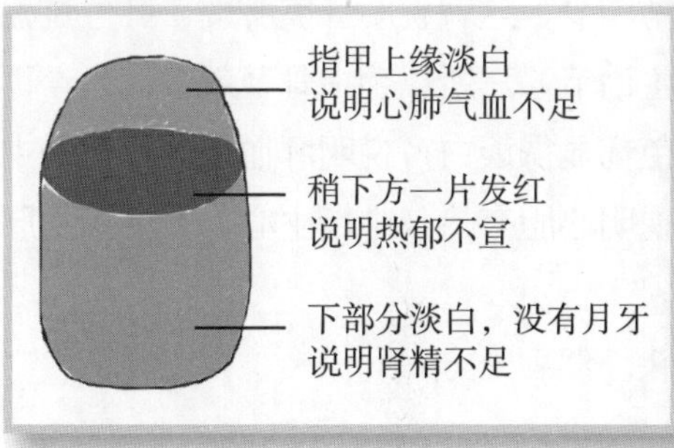


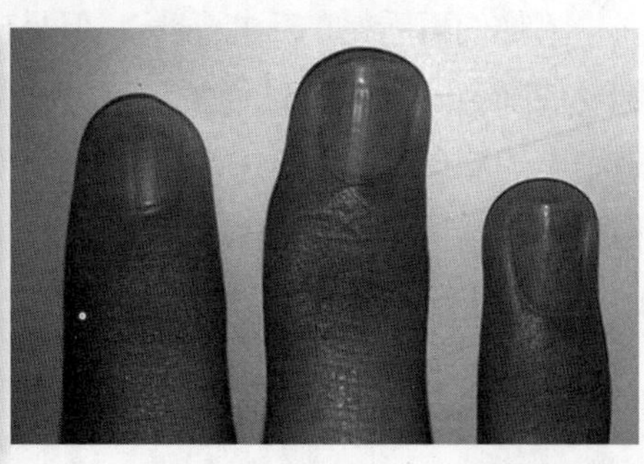

心血不足　（见彩图20）

方中丹参、当归、生地黄、桂枝共用养心血，用桑叶清宣肺热，用黄芪、知母补肺气，同黄精一起导肺气下行养肾水，用杜仲、巴戟天、肉苁蓉温养肾精。

开完方后，老师再细细给患者摸脉。“好，可以，就这样开方吧。”老师说。

## 指甲过长提示肝气盛

一个40岁的女性患者，闭经已经有一年多了，平时失眠难入睡，多梦，心情烦躁。

老师拿起她的手一看，说：“你这人平时脾气太差，要改改，不然病好不了。”

“看手怎么能知道人的脾气呢？”我觉得很奇怪。

老师说：“你看她的指甲比一般人长得多。肝主甲，指甲这么长，就说明肝气升发太过。这种人就会脾气暴躁，没有耐性。”

确实，我们拿着她的才观察了一会儿，她就很不高兴地把手收回去不给我们看了。她问老师："改脾气跟月经有什么关系呢？"

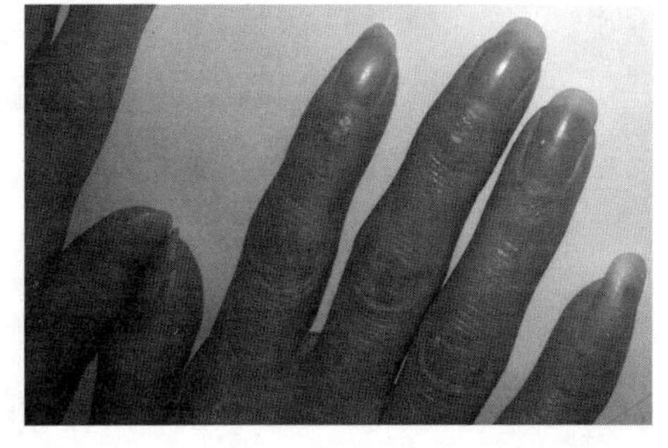
肝气盛 （见彩图21）

老师不客气地跟她说："祸福无门，唯人自招。你的病都是自己找来的。肝主冲脉，冲为血海，和月经有很大关系。你的肝气太盛，以致气血都往上走下不来，当然就不会有月经。"

"你们再看她的手指很长，但是皮薄肉少，这就说明肝盛脾弱。肝气过盛则反侮肺金，导致肺疏通关节不力（肺主治节），所以手指骨节就会偏大。再看指甲的颜色，食指和小手指的指甲颜色都显得淡白，说明肝血偏少。但是中指和无名指指甲颜色却显得郁红，这就说明心胆有热（中指主心，无名指主肝胆），胆火扰心，所以会失眠烦躁多梦。"

最后，老师给患者认真摸脉，看舌头。然后处方：

| | | | | |
|---|---|---|---|---|
| 茯　苓 25克 | 白　术 15克 | 党　参 30克 | 炙甘草 8克 | 怀山药 40克 |
| 芡　实 20克 | 炒薏米 20克 | 枸杞子 15克 | 菊　花 8克 | 黄　连 2克 |
| 黄　芩 6克 | 枳　实 10克 | 竹　茹 20克 | 玄　参 20克 | 牡　蛎 20克 |
| 女贞子 20克 | | | | |

方中用四君子汤加怀山药、芡实、炒薏米健脾化湿，养脾阴，用枸杞子、女贞子养肝阴，用菊花清肝热，用玄参、牡蛎导肺中虚热下行养肾阴，用黄连温胆汤加减清降心胆逆火。

开完方后，老师笑着对我们说："只要你手诊掌握得好，不用把脉，这方子也能开得八九不离十。"

## 小手指指甲细小，提示肾精不足

一个41岁的女性患者，腰尾部酸痛，怕冷。

老师把完脉后，再看她的手。我们也凑过去看。

老师对我说："你来看一下她的手，诊断看看是怎么回事。"

我仔细观察后说"手指甲颜色淡白无华，说明血虚。指甲一个月牙都没有，说明肾气虚。小手指主肾，而小手指指甲尤其细小，说明肾精不足。"

老师点头表示同意。随后处方：

| | | | | |
|---|---|---|---|---|
| 杜　仲 30克 | 桑寄生 20克 | 川续断 20克 | 黄　芪 50克 | 当　归 20克 |
| 生麦芽 40克 | 炒麦芽 40克 | 车前子 10克 | 五味子 5克 | 枸杞子 15克 |
| 菟丝子 15克 | 覆盆子 15克 | | | |

方中用杜仲、桑寄生、川续断补肾气，用五子衍宗丸（五味子、车前子、菟丝子、枸杞子、覆盆子）养肾精，用当归、黄芪补肝血，用生麦芽、炒麦芽于补益药物中助中焦运化，同时能开通冲脉，导气血下行补肾。

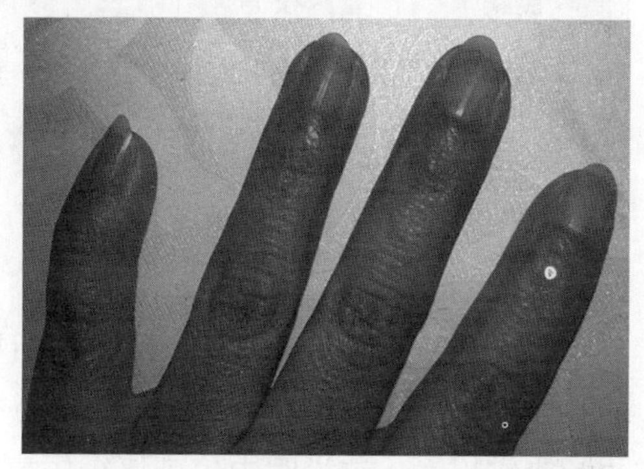

肾虚无月牙　　（见彩图22）

## 指背色青，提示督脉虚寒

一个31岁的女性患者，颈部僵紧疼痛不适，时有头晕发作。大便不畅，小便黄。平时吃水果多。

我们看到她的手指背面整个都色暗发青。手指背面对应人体后背和督脉，这说明寒湿阻滞督脉，以致督脉阳气不升，所以会颈部僵硬疼痛，头晕。再看指甲月牙少，颜色淡白中偏暗紫，说明肾气不足，精血偏少，寒气太重。

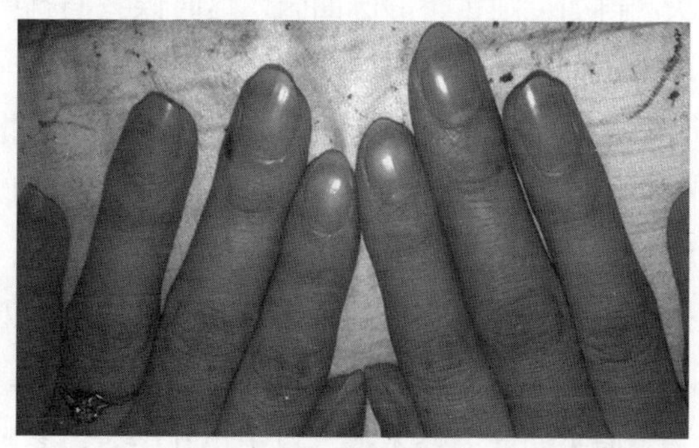

指背色青，督脉虚寒　　（见彩图23）

老师的处方是用济生肾气丸温补肾气，加葛根、乌梢蛇、苍耳子和鹿角片散督脉寒气，升督脉阳气。

## 四缝穴脉络瘀曲，提示胃肠瘀阻不通

一个44岁的女性患者，失眠睡不着，脾气大，胃里有说不出的不舒服，大便干结，小便黄。

老师诊毕后说她是脾虚中气不足，处方如下：

| | | | | |
|---|---|---|---|---|
| 黄　芪 50克 | 桂　枝 15克 | 白　芍 15克 | 大　枣 15克 | 生　姜 15克 |
| 怀山药 40克 | 三　棱 15克 | 莪　术 15克 | 火麻仁 30克 | 川　芎 30克 |
| 酸枣仁 30克 | | | | |

我当时看了方子后觉得不解：“方中为什么要加三棱和莪术呢？”

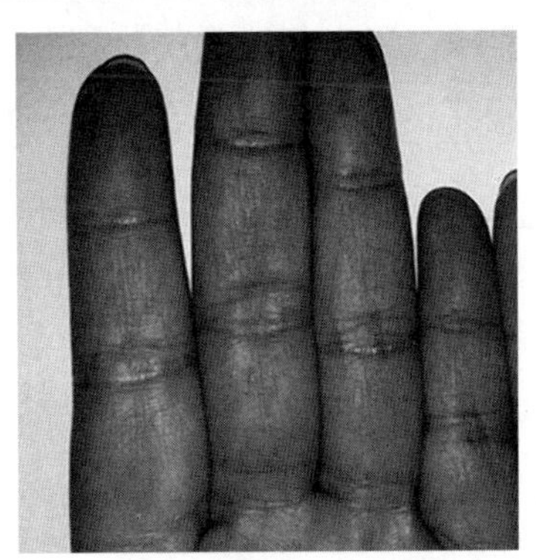
节有筋腹有积（见彩图24）

老师开完方后，转过头来对我们解释说：“你们看她的手指节缝上的青筋多明显，非常粗大，这说明中焦郁堵得厉害。中焦郁堵，气机不转，胃就会不舒服，胃不和则卧不安，所以就会失眠。气郁化火，脾气就大。像这种郁堵严重的，腹部一般都会有包块，再加上她舌下静脉曲张，这时候我们就可以用三棱、莪术来化瘀攻坚。”

“从人体全息对应来说，手指上面一节指缝代表的是胸膈，下面一节指缝代表的则是肚脐位置，是胃和下腹之间。所以下面一节指缝处能反应腹部的气机情况。针灸穴位上的四缝穴就是这个位置，小儿消化不好，脾胃有积，在这个位置一般都可以看到青筋暴露。临床上刺四缝穴，放出浊血和黏液后，很多小孩子的厌食、哮喘等症状都可以明显改善。”

原来如此。怪不得，对于小儿患者，老师经常要观察这个位置，凡是看到有青筋的，老师都会加上一味珠子参来化脾胃积聚。同时老师还会感觉小孩手掌的温度和湿度，如果手掌心很热，容易出汗的话，也说明肠道有积聚，这时候，重用一味鸡矢藤效果就很好。

# 29

# 脸上老年斑多，提示心经有瘀滞

一个75岁的老阿伯，头晕沉，偶有胸闷感，双侧下肢发软没力气。

老师诊毕后说：“血脉瘀堵得厉害，用血府逐瘀汤打底。”

我一听老师这么说，心想阿伯的脉一定是比较典型的涩脉。马上过去摸脉，发现老阿伯右寸脉涩，脉气有种难于推动的感觉，左寸脉沉，双关尺脉实，很难感觉到脉气，就像流动停止了一样。看来，阿伯是心脉瘀阻，小肠不通，身体瘀浊无法排出。

老师看我诊完脉后，对我说：“就算不用摸脉也能看得出他瘀血很严重，不信你看看他脸上的老年斑有多厉害。”

我抬头一看，乖乖，老阿伯脸上的老年斑密密麻麻，粒大而黑。心主血脉，其华在面，脸是最能反映人体心脉情况的。由此可知，阿伯体内的瘀血有多严重。

再看舌头，舌底静脉曲张，连舌底都散在着点点的瘀斑，瘀血重的事实暴露无遗。

而舌面上，可见舌质偏淡，舌上段苔偏薄，而下段近根部舌苔却逐渐变厚。说明下焦肠道不通，瘀浊阻滞，同时阳气也无力推动。阿伯双下肢无力，也正是因为小肠不通，阳气不能下行导致。

我发现，只要细心，通过观察这些体征，辨证也就八九不离十了。由此可知，临证望诊很重要。

这么典型的体征我想把这些拍下来给大家看。要感谢老阿伯，他非常乐意配合我拍照。

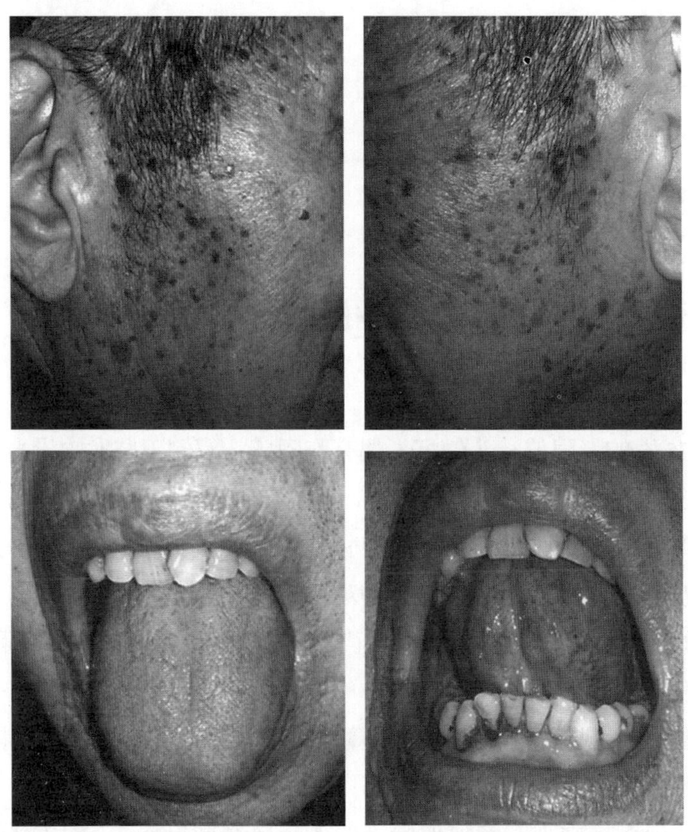

**老人斑及舌下瘀点，提示血脉瘀滞不通**　（见彩图25、彩图26、彩图27、彩图28）

我拍完照后，阿伯问："我脸上的斑有没有办法治得了？"

老师肯定地说："可以，只要血脉流通，心脉瘀浊能排出，黑斑就一定能减轻。"然后处方如下：

| | | | | |
|---|---|---|---|---|
| 肠六味（艾叶5克、苦参20克、红藤20克、鸡矢藤30克、猪甲5克、火麻仁5克） | | | | 桔　梗10克 |
| 枳　壳10克 | 柴　胡10克 | 川牛膝15克 | 当　归15克 | 桃　仁15克 |
| 红　花8克 | 川　芎10克 | 生地黄10克 | 三　棱15克 | 莪　术15克 |
| 穿破石60克 | 红　参20克 | 银杏叶20克 | | |

方中用血府逐瘀汤加三棱、莪术、穿破石活血化瘀。用肠六味通肠，导心脉瘀浊从小肠而去。用红参、银杏叶补心气，推动血脉运行，使瘀浊外排。

最后，老师告诉阿伯，除了坚持吃药以外，平时要尽量少吃肉，多吃青菜，不然以后很容易中风。

此后，阿伯坚持复诊，过了大约半个月以后，我发现他脸上的瘀斑几乎都没有了。

# 30 跌伤疼痛久不愈，从筋论治

今天有个老爷子，来看久年胃病。老师看完开了处方以后，老爷子跟老师说："我左手手腕处疼痛，能不能一起给瞧瞧。"

老师问："是怎么引起的疼痛呢？"

老爷子说："是两个月前摔倒受伤引起的。"

老爷子拿了最近拍的X片。我们看X片未见明显骨折线和骨痂，X线报告也提示无明显骨折。老师就给老爷子取右手小结穴扎了一针，然后按余氏阴阳九针针法在右手食指相对位置扎了一针。扎完针后，患者活动了一下手腕，说还是痛，并告诉我们，手腕转动的时候疼痛明显。

## 治筋伤要穴：阳陵泉

老师沉思片刻，给老爷子的双侧阳陵泉都扎了一针，然后让患者再活动手腕看看。老爷子转转手腕，脸上出现不太确认的诧异表情，又连着转了好几下，然后惊喜地告诉我们不痛了。

这是怎么回事呢？

原来，阳陵泉为足少阳胆经上的一个重要穴位。《难经》有云："筋会阳陵泉。"可知阳陵泉是筋之会穴，是筋气聚集的地方。它位于膝盖外侧，腓骨小头骨头隆起下方凹陷处，因此称之为“阳陵”，筋气在此汇聚，像泉水流注一般，故称之为“阳陵泉”。《针灸甲乙经》有云：“筋急，阳陵泉主之。”可知，阳陵泉是治疗筋病的要穴。

老爷子因为摔倒，导致局部气血瘀阻，筋脉受伤挛缩，因此一动就疼痛。临床上有不少人外伤或者骨折愈合后，局部甚至整个肢体仍然疼痛不能活动，一活动就疼痛明显加重，实际上也是因为筋伤未能恢复的缘故。

知道了这个道理，以后我们碰到这样的患者的时候，就知道从“筋”这个角度着手治疗。也提示我们，骨折患者恢复后期用药要注意结合养筋柔筋的思路，可以更好地促进患者的康复。另一方面，“肝主筋”，筋伤又伴有肝气郁结的患者筋气自然也不能舒展，这些患者恢复起来就慢，治疗时还要注意结合疏肝理气的方法。

记得有一次，我妈妈不小心摔倒，左手掌骨骨折，骨折完全愈合后，左手还是无力，且整个左手臂都疼痛不能举起来。我给她开中药喝，以养肝血、疏肝气为主，加温阳舒筋，化痰通络，这样，老妈的手慢慢地就好起来了。只是当时没有想到针刺阳陵泉，否则的话，想必效果会更好。

# 31

# 全息针法治疗手指挛缩

杨阿伯，今年 61 岁，但是失眠已经有 40 多年了。阿伯一直入睡困难，易醒，但是心里又平静无烦躁。他来老师这里主要是看失眠的，吃了老师的药后，失眠稍微好了些。有一次阿伯跟我们聊天的时候说，他 2008 年有一次洗澡后吹到冷风，就开始出现左手手腕疼痛，左手紧握如拳头一样不能伸展开，平素手不暖，手看起来就像干萝卜一样。就因为这个问题，阿伯四处求诊，做了各种各样的检查，医院最后诊为颈椎病导致，经过口服药物、针灸等各种治疗，手都没能有一点好转。

## “剑指”疏发阳气

阿伯跟老师说：“来一趟不容易，能不能顺便看看这个左手有没有办法治疗。”老师说：“已经开了中药是针对失眠的，再又加上治疗手腕的药的话，药味太多太杂，可能会影响疗效。可以试试针灸，但是不能保证有效果。”阿伯点头表示同意。老师于是给他左手五个手指末各扎了一针。

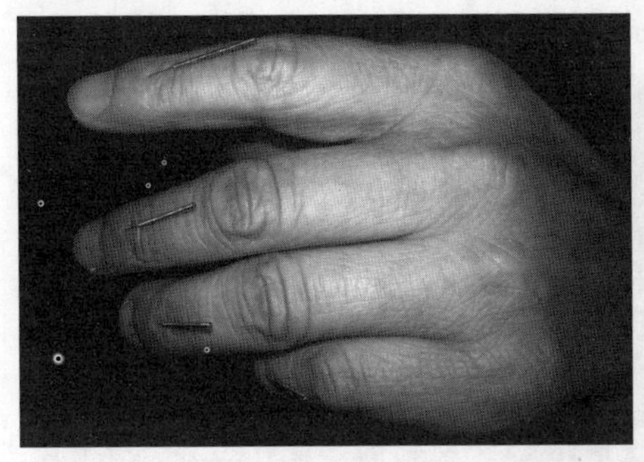

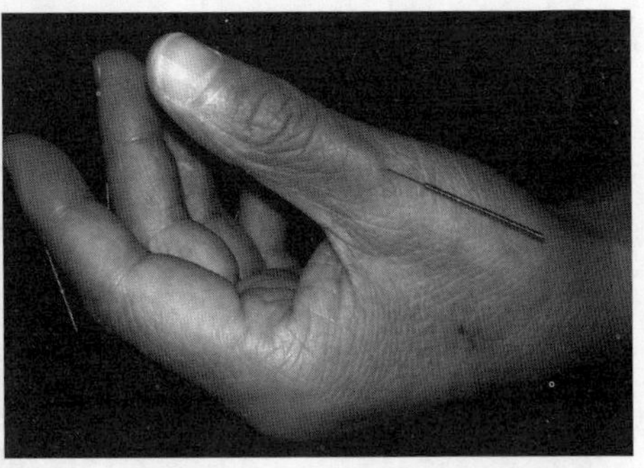

全息针法治疗手指挛缩　　（见彩图29、彩图30）

阿伯这么多年来，一直求医都没看到什么效果，心里本来不抱太大希望，没想到针一扎下去以后，左手马上就能展开一些了，而且手也变得润活了。以后几天阿伯坚持扎针，左手逐渐好转起来。

阿伯好奇地问老师这扎的是什么穴位，有这么神奇的功效。老师笑而不答。后来老师跟我们说：“从全息对应的角度来看，手的五个指头背面正中对应人体督脉，代表着阳气的疏发，所以，佛家将手指称之为‘剑指’，意思是手指是阳气发出的地方，阳气从手指发出，如利剑一般。而手指之间的凹陷，称之为‘谷’，则是阳气内敛降下的地方。阿伯五个手指握成一团，就是阳气内卷不能疏发，用针扎在五个手指的背上正中，就像是用针扎通了整条督脉一样，能伸展阳气，从而手指能展开来。”

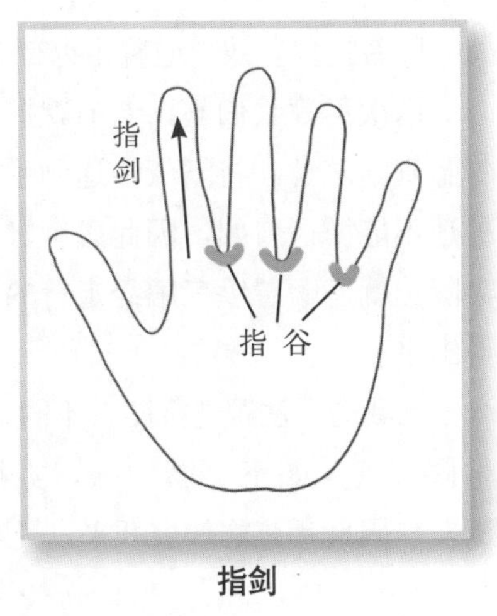


指剑

我们顿时醒悟，原来针灸只要跟中医理论融会贯通起来，就能跳出穴位和经络的约束，人体周身都可以是穴位，只是看你怎么运用。就像这个患者，针五个手指末端，可以疏发阳气，则诸阳不升者均可用之，诸气郁陷者亦可用之。反之，若欲抑制阳气之升发者，则可从逆反方向扎。另一方面，若想顺浊气之降，则可从手指之间的凹陷处向下扎。

## 道可道，非常道

杨阿伯今天又来找老师扎针。阿伯跟老师说："通过几天扎针，左手基本能伸展得开了，觉得手有力，就是小手指、无名指、中指三个手指虽然觉得有力但是没办法用得出。"阿伯说完把左手伸到老师面前，等待老师出手。我一看，杨阿伯左手掌确实能完全展开了，但是还有三个手指稍下垂内收，显得十分松软无力。我们都把眼光投向老师。我心里在暗暗想，老师这次该怎么扎针呢？同时我也在想如果是我，该怎么给患者扎好呢？

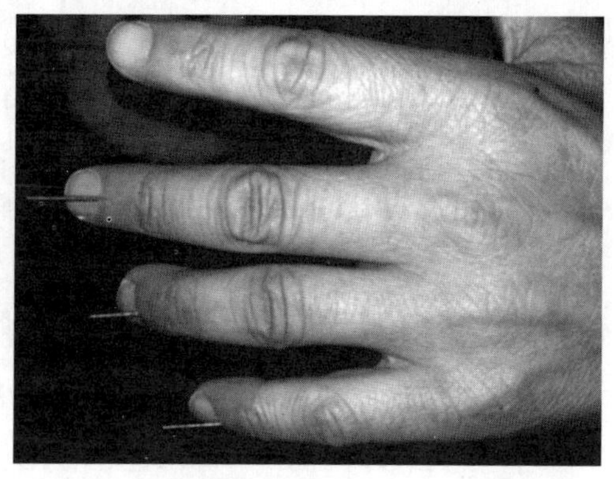

阳气舒展则手指伸直　（见彩图31）

果然，老师扎出了我心里想的那一针！

扎完针后，杨阿伯动了动手指，高兴地告诉我们，三个手指的力量能用得上了。

顺着扎也有效，逆着扎也有效，这是怎么回事呢？

这次不等我们问，老师就把答案说出来了。第一次顺手指方向扎，是取督脉宣阳之意，将阳气输送到手上，因此患者觉得有力。阳气到了手上，但是还不能循行自如，因此患者觉得有力用不出。手三阳经从手走头，第二针实际上就是顺着手三阳经走行的方向扎的，这样阳气循行，力气自然就能用得出来了。

而我的看法跟老师略有不同。我认为气可分阴阳两性，顺着手指方向扎的时候，气（如下页图中A，实线为气之阳者，虚线代表气之阴者）向前疏发，因此手指能伸展开来。气到达手指末端后，其清者为阳向指背行走（如右图中 B 中的实线），其浊者为阴向指腹方向行走（如右图中 B 中的虚线）。因此，逆手指方向扎，能带动清阳之气在手部的循行，因此力气能用得出尽管我跟老师的看法不同，但实际上并没有谁对谁错。因为真理永远不变，但是每个人认识和观察的角度不一样，因此看到的也不尽相同。这正是“道可道，非常道”啊。

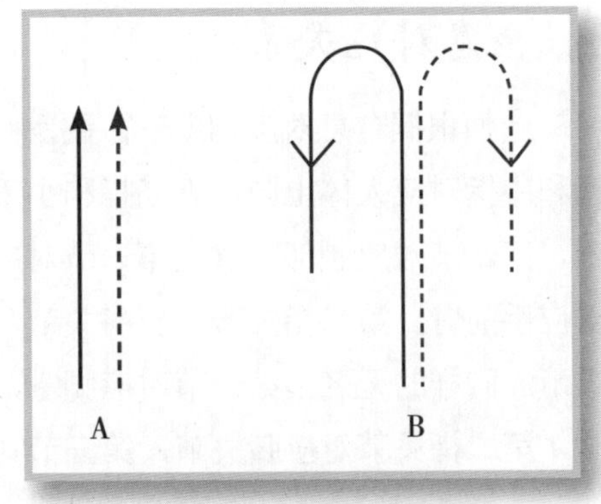


全息针法治疗手指挛缩

# 32

# 神奇的余氏阴阳九针

今天是星期天，人很多，老师忙得一刻都没停过。有个老阿婆没有挂号，但是硬是跑到老师诊室里面来了，跟老师说膝盖上下楼梯都痛，能不能给扎个针。老师微笑着对阿婆说：“这么多人都在排队，你要挂号我才能给你看得了啊。”阿婆站在一边默默不出声，但是又不肯走。老师一看，就说：“那好吧，你先坐一会儿，我看完这个患者就给你看。”

老师看完手上的患者后，按照自创的余氏阴阳九针理论，很快给阿婆右手的无名指和小手指扎上了针，并让她留针 30 分钟才能拔针，拔针后观察一会儿才能走。

讲到这里，也许大家都很想知道，老师的余氏阴阳九针是怎么回事呢？

我在这里给大家简单地介绍一下余氏阴阳九针的核心思想。具体怎样在理论的框架上发挥应用，就看大家各自的领悟了。

## 全息对应关系

老师根据全息对应，以五个手指来对应人体。其中大拇指对应人体躯干，食指和中指对应人体上肢，无名指和小手指对应人体下肢。大拇指第一节对应颈部，第二节对应腰部。食指第一节对应手腕，第一指关节对应腕关节，第二节对应手前臂，第二指关节对应肘关节，第三指节对应手上臂，掌指关节对应肩关节。同样的无名指第一节对应脚掌，第一指关节对应踝关节，第二节对应小腿，第二指关节对应膝关节，第三节对应大腿，掌指关节对应髋关节。

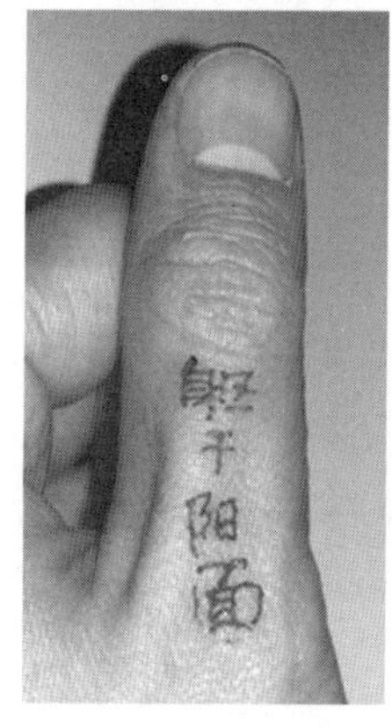


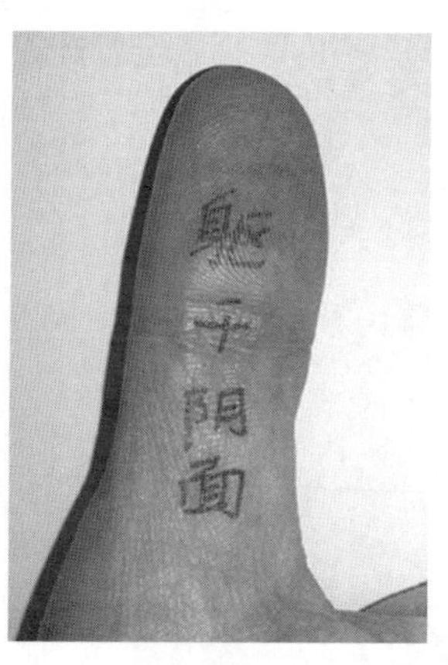


躯干对应关系 （见彩图32、彩图33）

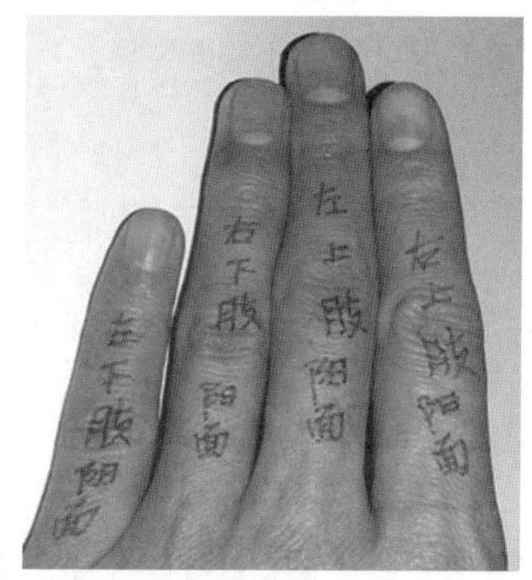


四肢对应关系（见彩图34）

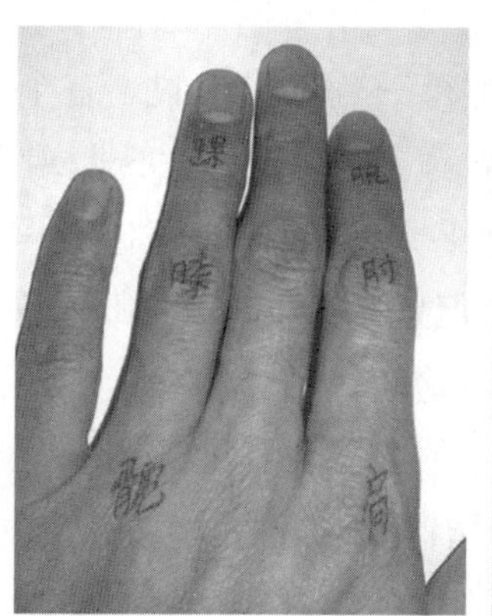


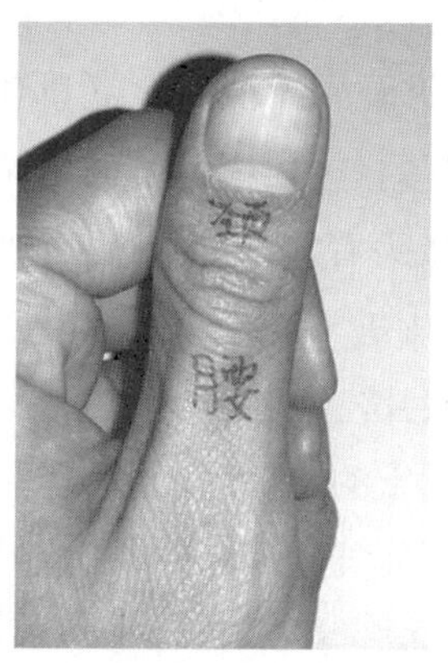


关节对应关系 （见彩图35、彩图36）

手指的阳面相应的对应躯干四肢的阳面，手指的阴面相应的对应躯干四肢的阴面。在操作上采取男左女右的原则。

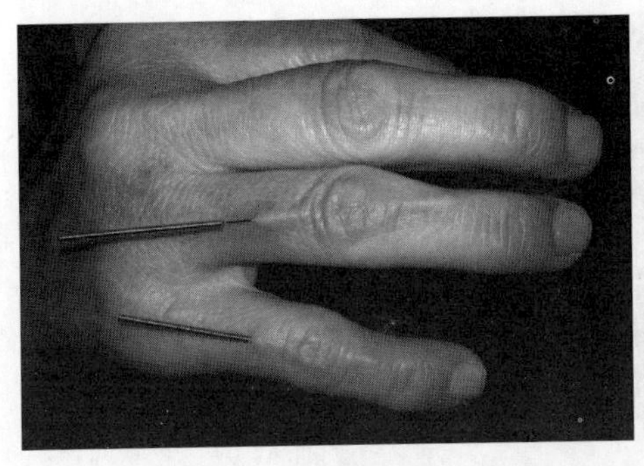

手背阳面　（见彩图37）

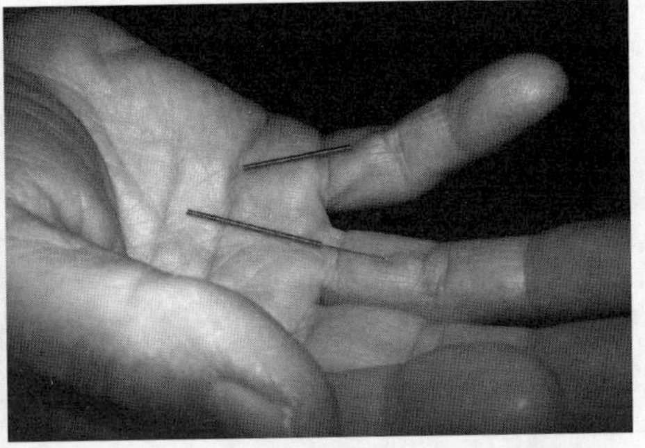

手掌阴面　（见彩图38）

扎完针后，老师笑眯眯地告诉我们，上楼梯膝盖痛，要按下面左图的方法扎针。下楼梯膝盖疼痛，要按下面右图的方法扎针。上下楼梯膝盖都痛，则两面都要扎针。

我一想，觉得真是有道理。按照余老师自创的余氏阴阳九针，男左女右，所以在阿婆的右手扎针。右手无名指第二指关节对应左腿膝盖，而小手指第二指关节对应右腿膝盖。人手掌对应人体阴面，手背对应人体阳面。上楼梯的时候，人体腿前面的肌肉用力将脚提起来，也就是阳面的肌肉用力，是“阳劲发之”，因此扎针相对的要取手背的位置。而下楼梯的时候，人体腿后面的肌肉发力承受身体下落的重力，是“阴力承之”，因此扎针的时候要取相对应的阴面，也就是手掌的位置。

## 阴阳九针治疗手不能叉腰

一个60岁的奶奶过来找老师看病，要老师把她左边的胳膊给治治。

老师问她：“胳膊是怎样不舒服啊？”

老奶奶回答：“我也不知道是怎么回事，我的左边胳膊不知道怎么搞的，上下前后都能动的了，就是不能叉腰。”

老师给她把过脉后，说：“不用开药了，给你扎个针试试看吧？”

老奶奶一听不用吃药，欣然同意。

我正在思考这手不能叉腰是怎么回事，该怎么用针的时候，老师已经出手了。只见老师在患者右手食指阴阳两面分别扎了一针。扎完后，老师对老奶奶说：“好了，把手叉到腰上去吧。”“不行啊，叉不了，会很痛的。”她不敢尝试，估计是痛怕了。“试试看吧，没的事的。”老师鼓励她。

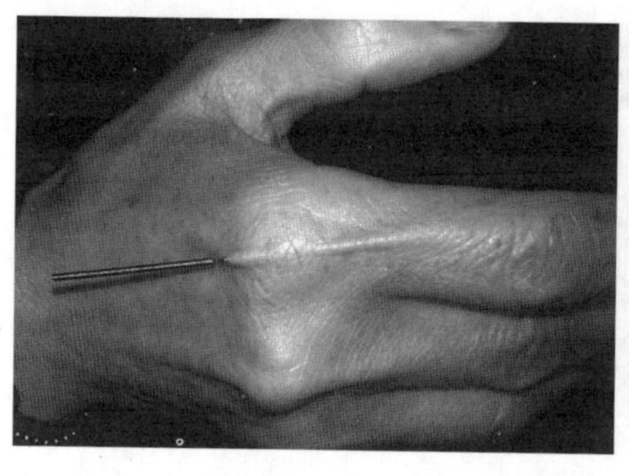

阳面一针 （见彩图39）

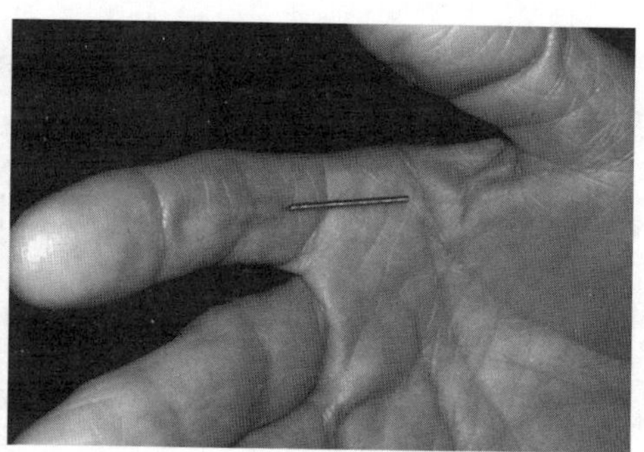

阴面一针 （见彩图40）

老奶奶犹犹豫豫地把左手叉到腰上，过了好一会儿才反应过来，不但能叉腰，而且一点也不痛了。她很高兴，掏出钱包问要付多少钱。

老师告诉她，任之堂给患者扎针都是免费的。并让她留针 30 分钟，多活动胳膊。

这是怎么回事呢？

老师解释说："患者的食指按照全息对应的关系对应左侧上肢。手背面一针，相当于左侧上肢肩膀部位的阳面，扎这一针后，肩膀阳面的气机通行，肩膀就能平抬起来。而手掌面扎的一针，对应左侧上肢肘部的阴面，扎针以后，肘部阴面的气机通行，肘部就能内收。所以，两针扎完，患者就能够叉得了腰了。"

## 亢久必虚

一个 50 多岁的女性患者因"烦躁、失眠多梦、痰多 4 年"来就诊。

老师摸了脉后，很肯定地对患者说："你的脉气非常亢盛，肾气虚得很。"

我凑过去也给患者摸了摸脉，发现患者的脉上越明显，而且非常的亢盛有力。我心里觉得很疑惑，禁不住问："这患者的脉冲指有力，老师你是凭什么认定她肾虚严重的呢？"

老师说："她的脉上越，说明气血被向上调动，被调动的气血聚在上部，不能下降形成循环，就会化火化痰，得不到利用就消耗掉，所以患者烦躁失眠，痰多。脉越是亢盛，说明气血被调动得越厉害，加上她病了这么长时间了，肾气能不虚吗？另外，你们可以看她的指甲，颜色淡白，一个月牙都没有，这也是肾虚的表现。最主要的是她的双尺脉沉弱，提示肾虚严重。"

我再仔细地给患者摸脉，确实，患者虽然双寸关脉亢盛，但双尺脉却明显沉弱。我不禁暗自惭愧，真是诊脉不认真，数据就失真啊。

然后老师拿起患者的手仔细观察，对患者说："你的肺气也比较虚弱。"

患者点头道："我平时常觉得气不够，怕冷。"

我问老师："你是从手上哪里看出患者肺气不足的呢？"

老师跟我们解释说："你们看她手鱼际部位颜色淡白，萎瘪不充盈，这就说明她肺气虚。"

老师接着给患者小结穴扎了一针以调肺气。又扎一针余氏阴阳九针中的"通天彻地"以降下亢逆之气。

扎完针后，老师又给患者摸脉。然后转身跟我们说："你们再摸摸她的脉，是不是明显变化了。"我们几个再摸患者的脉，发现患者的脉明显地变小变弱，脉势也没有那么亢越了。（为什么这一针"通天彻地"有这么大的力量呢？答案在后面的"余氏阴阳九针之通天彻地"篇。）

"这是因为患者扎针后亢逆之气降下来，内虚的真面目就暴露出来了。"老师告诉我们。

原来如此，这"大实"之下，往往隐藏"大虚"。想起我们以前刚进入临床的时候，每逢摸到有力冲指的脉象时都会恭维一下患者："你的阳气好充盛啊。"真是幼稚无知当年少！真心希望每一位中医工作者，都不要犯这种错误。

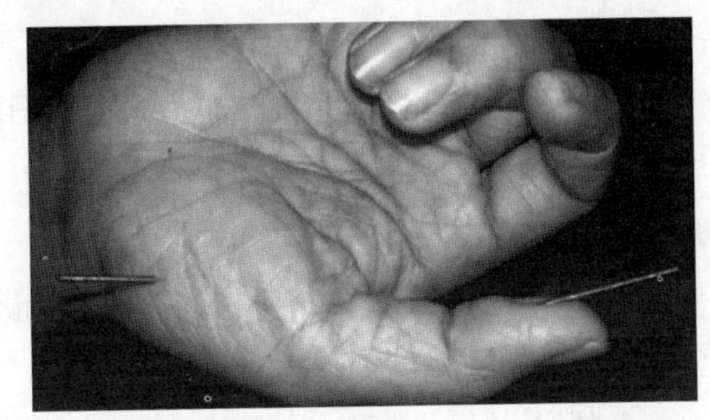
"通天彻地"降亢逆之气　（见彩图41）

老师于是开方，予黄连温胆汤伏其逆火，加济生肾气丸导气养肾，再加一味西洋参补托心肺气阴。

## 余氏阴阳九针之飞龙在天

一个65岁的老爷子，腰尾部疼痛无力，伴双小腿肚子胀痛，症状反复已经半年多了。腰腿疼痛爬楼梯的时候最明显，每次爬楼梯都要扶着把手慢慢爬。痛得厉害的时候就自己贴些膏药。奇怪的是，在腰尾部贴了膏药后，疼痛就会向腰的上部转移，小腿部贴了膏药后，小腿胀痛也会转为大腿胀痛。老爷子这个毛病在医院看了好多次，都没有什么效果，后来干脆就不去医院看了。

听完老爷子描述病史，我心里已经有数，老爷子的腰腿痛多半是肾气不足，督脉不畅，阳气不升导致的。

老师看完后开方：

| | | | | |
|---|---|---|---|---|
| 杜　仲30克 | 桑寄生20克 | 川续断20克 | 猪　鞭3条 | 党　参30克 |
| 乌梢蛇30克 | 狗　脊20克 | 炒薏米30克 | 黄　柏10克 | 苍　术10克 |
| 红　参20克 | 银杏叶20克 | | | |

方中杜仲、桑寄生、川续断、猪鞭、党参补肾中精气，黄柏、苍术、薏米泻肾中湿热，乌梢蛇、狗脊通督脉升阳气，和黄柏、苍术、薏米一升一降形成循环。红参、银杏叶补心气，推动升降循环运转。

看来我猜的不完全对，没有猜到老爷子还有下焦湿热。临床上有相当一部分的腰腿、下肢和足跟疼痛是湿热阻滞引起的。这一点倒是应该引起我们的注意。

老师开完方后，给患者在左手大拇指阳面正中位置从下往上扎了一针，然后又在鱼际的小结穴上扎一针。扎完针后，老师对他说："活动活动看怎么样。"

老爷子站起来，弯弯腰，转转身，觉得很惊讶，腰腿无力的感觉一下子完全消失了！

老师说："好，现在到诊所左手边的楼梯去爬爬看。"

老爷子立马走出去，他儿子也跟在后面过去看。过了好一会儿，他儿子跑回来跟我们说，老爷子把手也不扶，蹭一下就爬到三楼去了。

对于这种情况，我们早就见惯不怪了。我猜你们一定很想知道，这是什么道理呢？

原来，拇指阳面正中一条线在全息对应上对应着人体的督脉，和督脉的气化是相通的。这一针从下扎到上，相当于把督脉从下到上打通了。督脉为诸阳之会，所以这一针有通督脉、统升人身阳气的作用，老师形象地把这一针命名为"飞龙在天"。而小结穴在手太阴肺经循行路线上，能理肺气，行使肺主治节的功能，从而能通利关节。这样，两针下去，通督脉升阳气利关节，患者自然腰不痛，腰腿利索能爬楼梯了。

“飞龙在天”通督升阳治疗腰腿和脖子疼痛效果明显，我们屡见不鲜。但是，它还有另外一个妙用。你们不妨想想看，到底是什么用法？

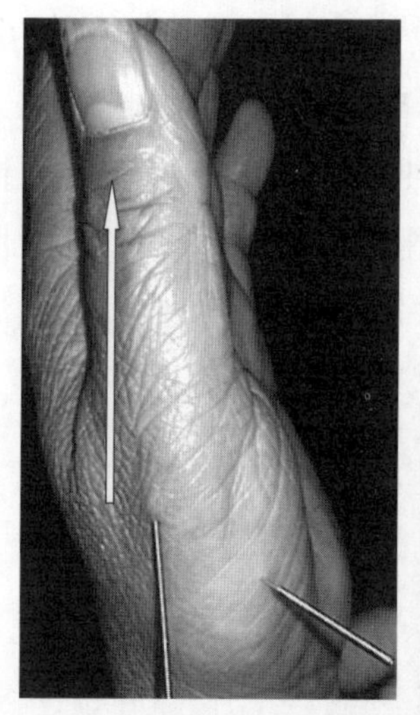

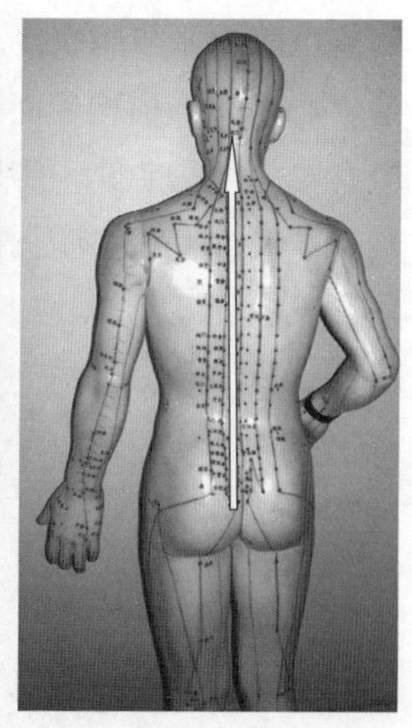

**“飞龙在天”升督脉之气　（见彩图42、彩图43）**

## 郁阳得宣热痛除

一个咽喉疼痛的中年男子来求诊。老师一把脉，双关郁得厉害。再看舌头，舌瘦，舌质淡，有齿痕，舌下静脉曲张明显。

老师对他说：“你肝郁脾虚，中焦郁堵得厉害。最近是不是有什么不开心的事，还是跟你老婆吵架啦？”

他摇摇头否认。但他郁郁不欢，一脸愁容的样子却逃不过我们的眼睛。

老师开方，用逍遥散疏肝健脾解郁，加珠子参配黄芩透泻郁热。

患者对老师说：“我现在咽喉疼痛明显，好像有东西胀堵着一样，不舒服得很，有没有什么办法先处理一下？”

老师想了想，说：“好，那就给你扎一针吧。”

起手就是一针“飞龙在天”！

患者吞了吞口水，感觉了好一会儿，告诉我们：“咽喉感觉松开了，疼痛减轻了很多。”

这是怎么回事？“飞龙在天”升发阳气，把阳气升发上来，上焦阳气更盛，那咽喉岂不是会更痛吗？我问老师。

老师给我们解释说：“患者咽喉疼痛是由于阳气郁闭化热引起的。‘飞龙在天’通督脉，将阳气从下往上升的过程，其实就是宣发阳气的过程。这督脉起于胞中，下出会阴，沿脊柱从长强穴一直上行，至头顶后风府穴入脑。这一路的过程中，与膀胱经上的大肠俞、肾俞、三焦俞、胃俞、脾俞、胆俞、肝俞、心俞、肺俞相邻而行。因此，通督脉阳气，也就能宣五脏六腑阳气。阳气宣发，气机流畅，郁热自然就能消退。所以扎针后患者咽喉疼痛减轻。”

不仅如此，老师还将“飞龙在天”针法广泛地应用于各种阳郁证。如阳郁发热、心烦、目赤、头目疼痛、牙痛、阳郁手掌热手背冷等，效果都不错。

# 33

# 余氏阴阳九针之通天彻地

一个33岁的女性患者，头晕，肩颈部疼痛发冷，腰背部僵硬紧痛，伴有腹胀，怕冷。

老师诊毕后说：“你肾精不足，气机上逆，上焦浊气不降，清阳上升受阻，所以头晕。”

“那为什么会腰背不舒服呢？”杜姐问道。

“肾虚肾中寒水随着逆气沿着膀胱经上泛，寒水停于督脉和膀胱经所以就会疼痛。”老师解释道。

我过去摸摸患者的脉，双手脉上越明显，脉整体偏细。再看患者十个手指指甲基本上没有月牙。

患者听老师这么说，紧张地问老师：“那我平时应该怎么保养才好啊？”

老师说：“平时注意休息，不要熬夜。待人接物要懂的退让和认错，这样气血才能降得下来，气血下降到丹田，精气内守，身体才能慢慢好起来。”

患者恍然大悟道：“哦，怪不得都说退一步海阔天空，看来做人不能太争强好胜。但是我现在腰背很不舒服，能给我扎一下针吗？”患者对老师扎针的神奇效果早有耳闻，主动要求扎针。

“好，给你扎三针，肯定有效。”老师说罢，在患者右手拇指腹面正中位置从上往下扎了第一针。

扎完针后，患者告诉我们，脖子变得暖和起来，而且活动也改善了一些。

老师扎的这一针是什么原理呢？

原来，老师把整个拇指看作是一个人体，拇指的背面就相当于人体的后背，拇指腹面就相当于人体的前面。这样，拇指腹面正中位置这条线就相当于走行于人体腹面正中的冲脉，所以和冲脉的气化是相通的。这一针从上扎到下，相当于把冲脉从上到下打通了。冲脉为十二经之海，所以这一针有通降十二经之气的作用，老师形象地把这一针命名为“通天彻地”。

老师刚刚开始创立“余氏阴阳九针”的时候，我们都自告奋勇做过试验品。老师曾给我扎过这一针“通天彻地”。当时，针扎下的时候，我感觉拇指中有一条管子一样的通道刷的一下打开了，针就从通道直顺而下。经临床实践发现，这一针确有通冲脉的作用，而且通下的作用非常强大。那些脉上亢而大的患者，往往一针扎下去，脉象马上就会变得相对平和。这已经被老师在临床中反复地验证过了。由于此针取效迅速，因此还可以用于气血痰浊上涌导致的急症。记得有一个 6 岁的小朋友，经常不明原因地手足抽搐，口吐白沫而晕厥。家长带孩子来就诊，还在等候的时候，孩子症状发作，昏厥不知人事。老师赶紧给患者把脉，确认为痰气上越后，扎一针“通天彻地”，将痰气降下，然后再扎一针“飞龙在天”把清阳引到脑中，患者很快就醒过来了。但是，使用这一针的时候要注意，一定要通过把脉确认是气机上逆，如果把脉双寸不足，提示心肺之气不够，就不能随便使用这一针，否则，上焦气血本来就不足，还要扎针把它降下来，患者很可能就会晕过去。

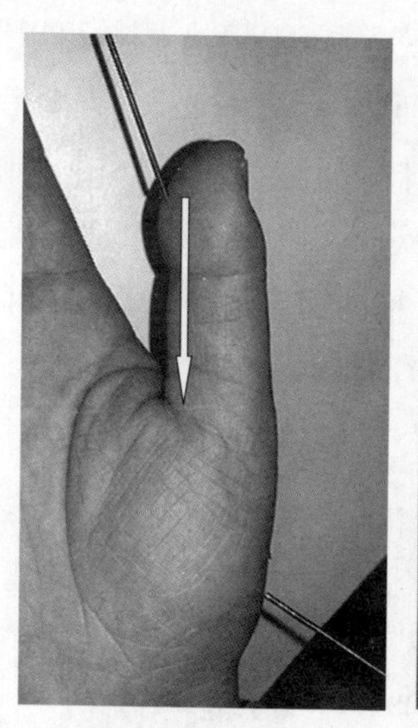

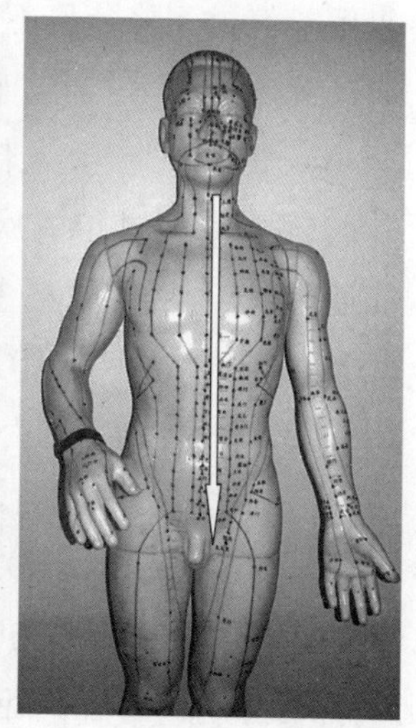

“通天彻地”降冲脉之气　（见彩图44、彩图45）

因为这一针把患者上逆的气机降下来后，郁阻在脖子前后的气机得以松动，清阳之气也能上升，所以就会觉得脖子暖和，活动改善。

## 小结穴的妙用

一针“通天彻地”把逆气降下来后，老师又扎了一针“飞龙在天”，将督脉阳气升起来。扎完针后，患者告诉我们，腰背部及肩颈部疼痛基本消失了，而且觉得脖子和腰背有热气流动。但是脖子活动还是不够灵活，手上举的时候，胳膊还是会痛。

“好，再来一针。”老师说完。在患者小结穴上扎上第三针，针扎进去后，老师还要反复地提插，患者龇牙咧嘴，表示很痛。老师不为所动，继续提插了好一会儿才停手。

扎完针后，老师让患者活动手臂和脖子，患者起身活动后，很高兴地告诉我们，脖子活动正常了，手上举的时候胳膊也不痛了。

“这是怎么回事呢？”我请教老师。

老师告诉我们，小结穴是董氏奇穴中的一个穴位。它位于手掌鱼际赤白交界线上，大指本节掌骨旁，在手太阴肺经循行路线上。临床上有不可思议的妙用。因为它位于手太阴肺经路线上，所以能调肺脏气机，气机上逆肺气不降可以用，气机下陷肺气不足也可以用。因此可以用以治疗咳喘、痰多、咽喉疾病、发热等上焦之病。同时，该穴位置为大拇指的下部，若以大拇指对应人体全身，该穴对应于人体大肠及下部肢体。因此，该穴还能治疗下肢疾病及腹部、胃肠部位的疾病。最为神奇的是，该穴同居肺与大肠之地，故针之能通行肺与大肠之气，推动肺与大肠的表里循环。且又在鱼际赤白交界处，因此又有沟通阴阳气机的作用。与肺主通调气机，肺主治节的功效最相吻合，故用之能流通周身大小关节气机。凡是周身气机不顺，或者是周身任何地方骨节肿胀疼痛或者僵硬，用此穴效果都十分好。

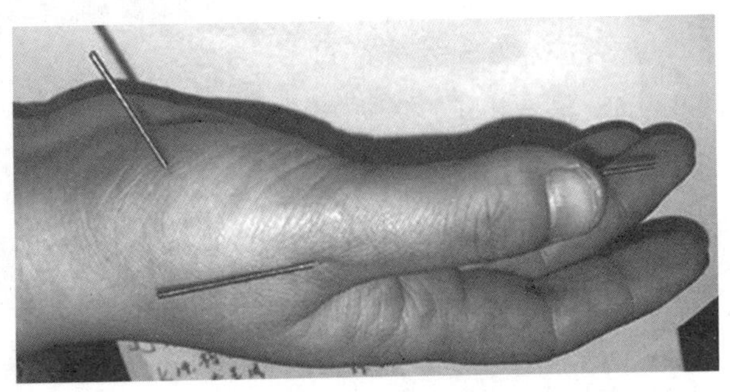

小结穴通调全身气机 （见彩图46）

难怪，老师很多时候给患者扎针，最后都要加上这个穴位，原来它是通调周身气机的要穴！

我想起一次老师给一个周身关节疼痛的中年男性患者扎小结穴，老师运针提插的时候，毫不手软，患者痛得嗷嗷叫，身体像条蛇一样扭来扭去。我在旁边看着都觉得于心不忍。但是针完后，患者周身骨节疼痛就消失了，连患者自己都不敢相信。

“但是，为什么要反复提插把患者弄得那么痛呢？”我问老师。

“因为疼痛能把气血强烈地调动到穴位上来，对于一些病情比较严重，正气又还充足的患者，就是要把他扎痛了效果才更好。”老师说。

原来如此。“但是，这么强烈的疼痛刺激，不怕患者会晕针吗？”我问。

“所以，在扎针之前一定要给患者认真把脉，如果气血太过虚弱的人是不能扎针的。同时，还要问患者的病史，如果有晕针、晕血以及严重冠心病等病史的人，都不能给他们扎针。”老师说。

“进针操作上还有什么要注意的吗？”我问。

老师解释说：“具体扎针方法要根据患者具体情况来决定。比如，如果是针对上焦或者肺部的问题，取穴位置可以在大指本节掌骨偏上些，同时进针要浅一些。如果是针对胃肠或者下肢疾病的话，取穴要偏下一些，进针也要深一些。如果是针对骨节疾病的话，就要贴着骨膜进针，以骨治骨。”

## 脉亢越伴有肩颈不适，治从太阳

扎完针后，老师开方：

| | | | | |
|---|---|---|---|---|
| 乌梢蛇 30克 | 枇杷叶 30克 | 车前子 10克 | 枳　实 15克 | 竹　茹 20克 |
| 川牛膝 20克 | 附　子 10克 | 肉　桂 5克（后下） | 茯　苓 30克 | 泽　泻 10克 |
| 丹　皮 8克 | 怀山药 30克 | 山萸肉 12克 | 熟地黄 30克 | |

方中用济生肾气丸导气养肾，用枇杷叶、枳实、竹茹降逆气，用乌梢蛇通督脉升阳气。

但是，既然扎针效果这么好，何必还要开药呢？我有点不解。

老师告诉我："扎针只能通一时之气，正气充足的人，气血能在针气的带领下，冲开阻碍，恢复正常运行。但是正气不足的人呢，就只能暂时地缓解症状。所以药还是必须要吃的。"

双手脉上越，气逆不降的病证很多，症状也各不相同，老师每次用方也有变化。但具体应该如何选择用方呢？

老师解释道："具体怎样选择可以比较灵活，可以根据脉象的不同来判断，也可以根据症状的不同来判断。这个患者伴有腰部及肩颈部疼痛，说明病机矛盾偏重于足太阳膀胱经，这时候就可以从太阳膀胱经来论治。如果患者症状以失眠、多梦为主，说明病机矛盾偏重于足少阳胆经，这时候就可以从少阳论治。如果患者症状以胃胀、反酸、咽喉部不舒服为主，说明病机矛盾偏重于阳明经，这时候就可以从阳明论治。"

"那么这个患者就是应该治从太阳了。"

"对。"

"治从太阳，那怎么不用葛根汤而用济生肾气丸呢？"我问。

老师说："足太阳膀胱经之气源于足少阴肾经中，两者同样都主水气。肾气不足，肾中寒水就会内生沿着膀胱经上行，腰背就会疼痛不适。肾气充足，阳气能蒸腾上行，腰背自然就会得到温煦，虚寒疼痛就会消除。这个患者腰背疼痛是肾气不足导致的，气血上逆也和肾虚有关，所以用济生肾气丸。当然，如果患者同时具有外感寒湿，脉象上越同时寸脉偏浮紧的话，这时候就可以考虑用葛根汤加减。"

几天后，患者回来复诊，告诉我们吃了药以后放屁多，头晕、腰背肩膀疼痛以及腹胀都有明显的好转。但是这两天在外面吃了水煮鱼，现觉得咽痛，痰多。这真是病从口入。老师好好地教育了一番患者，然后调整药方，加入三子养亲汤（苏子、莱菔子、白芥子），让患者继续吃药。

34

# 脉亢越伴有失眠多梦，治从少阳

一个 40 岁的女性患者，睡眠差，难于入睡，多梦心烦，伴有胃纳差，怕冷。老师告诉我们，她的脉象是典型的亢越脉。我连忙过去摸脉，发现她双手脉上冲，双侧寸关脉都弦亢有力，双侧尺脉都沉，右尺脉弱，左尺脉细。再看舌头，舌红少苔。我不禁感慨，气血上越的病症怎么这么多，我跟诊这么长时间，天天都可以看到好多个。

我们给患者看过后，都转头看着老师。老师这次会怎么处方呢？

老师告诉我们："这个患者脉证和症状都比较一致，也比较典型。像她这种双手脉亢越，同时又伴有失眠多梦的，说明病机矛盾以胆火扰心为主，这时候应该从少阳论治，就用黄连温胆汤加减。"

随后老师处方：

| | | | | |
|---|---|---|---|---|
| 黄　连 5克 | 黄　芩 10克 | 半　夏 20克 | 枳　实 15克 | 竹　茹 20克 |
| 茯　苓 30克 | 陈　皮 8克 | 炙甘草 8克 | 玛　卡 10克 | 女贞子 20克 |

对于这种双脉亢越明显的病证，老师一般都会加一味黄芩，加强降下逆火的力量。方中还加了女贞子补养肾中阴精。加一味玛卡补丹田之气。老师认为玛卡长于补肾气，能有效补充精力，又擅长降肺中亢逆之气，用于肾虚伴肺脉亢的病证效果比较理想。

老师有时候还会在这种脉亢越伴有失眠多梦患者的处方中加一味灵芝。我觉得很奇怪，灵芝一般不是用于抗肿瘤吗？

老师告诉我们："灵芝色赤，味焦苦而芳香，味香善于引清气上行，味苦入心，能降下心中烦热，因此灵芝有养心血安心神的作用。用于左寸脉偏细，心血不足引起的失眠、焦虑等都有比较好的效果。"难怪，我想起父亲长期睡眠不好，一次，我妹妹买了些灵芝给他煲汤喝，他告诉我们，喝了以后睡眠改善不少，就是因为灵芝能补心血安心神。

这个患者有一点中药知识，她问老师："我怕冷明显，这方子中用这么多寒凉药，行不行啊？"

老师告诉她："你是因为气机亢越不降，精血不停地被往上调动消耗掉，导致精血不足而引起怕冷。这时候，用寒凉药，就像给你发热的头脑泼一盆冷水，你才能冷静下来，气血才能下降，怕冷才能好转。"

# 35

# 脉亢越伴胃胀打嗝，治从阳明

一个50岁的女性患者，胃胀、胃痛、打嗝反复发作，伴小便黄，大便稀，难入睡，脾气急。

老师诊毕后，示意我们也去给她看。我过去摸她的脉，发现双手脉上越明显，双侧寸关脉浮大而有力，双尺脉偏沉弱。再看舌头，舌尖红，舌苔黄腻而厚，舌下静脉曲张。

老师等我们看过后问道："患者是什么情况，该用什么方？"

我答道："脉上越有力，舌尖红，说明上焦有热。双尺脉偏沉弱，说明下焦有寒。舌苔黄厚腻提示寒热胶结在中焦化生湿热。胃胀、胃痛、打嗝是都是寒热胶结，胃气不降导致的。胃不和则卧不安，所以患者难入睡。小便黄说明三焦水道有热。这种情况用半夏泻心汤较好。"

老师点点头，说道：“好。双手脉亢越，同时伴有胃胀、打嗝症状，说明病机矛盾在于脾胃，这时候应该从阳明论治。就用半夏泻心汤打底。”

老师处方：

| | | | | |
|---|---|---|---|---|
| 法半夏 30克 | 车前子 10克 | 丝瓜络 15克 | 干　姜 8克 | 黄　连 5克 |
| 黄　芩 10克 | 党　参 20克 | 炙甘草 8克 | 大　枣 3枚 | 延胡索 15克 |
| 芦　根 15克 | | | | |

其中半夏泻心汤（法半夏、干姜、黄连、黄芩、党参、炙甘草、大枣）中法半夏善降胃气，具有土之气；干姜、黄连、黄芩色黄，具有土之色；党参、炙甘草、大枣味甘，具有土之味。所以，方子善治脾土之病。其中半夏、干姜辛温散寒，黄连、黄芩苦寒泄热，大枣、炙甘草、党参味甘补中，令中焦运转，则上下沟通，寒热调和。方中还加了车前子、芦根泻三焦热，丝瓜络理三焦气，延胡索理气活血止痛。

# 36

# 活用“人迎寸口脉法”指导双手亢越脉的辨治

临床遇到双手亢越脉，可以根据主症的不同来选择治疗方法，但在主症不突出或者太过复杂的时候，就必须依靠具体脉象的不同来选择治疗方法了。

到底应该怎样根据具体脉象的不同来判断选择方子呢？

脉诊历来是中医里面最难掌握的一个内容。一者是小小的寸关尺之处，包含了太多的信息；二来是脉象只能通过自己的手指来感知，无法形象地直接看到，我们学过的有关脉学的理论，大都是作者自己的理解，没有统一的标准，有时候根本难辨谁是谁非；三是每个人手指的敏感性不一样，每个人对每种脉的感知都不一样；四是每个人的中医理论修养不一样，对摸出来的脉理解也就不一样。所以，曾经有人专门做过试验，找来十个水平很高的老中医，给同一个患者摸脉，结果几乎每个人对脉的看法都不一样，但是开出方子来后，理法又大致都相同。他们虽然对脉的描述不同，但是都能正确地把自己摸到的脉和自己的理论以及经验结合起来，指导临床。可见，脉诊是具有个性化特点的。每个人脉诊的特点都有可能不一样。

## 简单易学的人迎寸口脉法

怎样才能使得脉诊简单化和普遍化，以便大家更好地学习和掌握呢？

来自山东日照的陈国锋老师过来任之堂交流学习，同时给我们介绍了一种简单有效的人迎寸口脉法。

其理论来源于《黄帝内经》："持其脉口人迎，以知阴阳有余不足，平与不平，天道毕矣。所谓平人者不病，不病者，脉口人迎应四时也。上下相应，而俱往来也。六经之脉，不结动也。本末之，寒温之，相守司也。形肉气血，必相称也。是谓平人……人迎一盛，病在足少阳，一盛而躁，病在手少阳。人迎二盛，病在足太阳，二盛而躁，病在手太阳。人迎三盛，病在足阳明，三盛而躁，病在手阳明。人迎四盛，且大且数，名曰溢阳，溢阳为外格。脉口一盛，病在足厥阴，一盛而躁，在手心主。脉口二盛，病在足少阴，二盛而躁，病在手少阴。脉口三盛，病在足太阴，三盛而躁，病在手太阴。脉口四盛，且大且数者，名为溢阴，溢阴为内关，内关不通死不治。人迎与太阴脉口俱盛四倍以上，名曰关格。关格者，与之短期。"

根据这一理论，用人迎脉（喉结外侧颈动脉搏动处）和寸口脉（手寸关尺三部脉中，取其最大者）的大小对比来指导临床：人迎和寸口脉大小相一致的，说明阴阳平调。人迎大于寸口一倍的，说明少阳之气太过，从少阳论治。人迎大于寸口两倍的，说明太阳之气太过，从太阳论治。人迎大于寸口三倍的，说明阳明之气太过，从阳明论治。

老师跟我们说："人迎寸口脉对比其实就是阴阳对比，体现了中医阴阳平衡的理念。人迎脉在上，为天为阳，寸口脉在下，为地为阴。"据此，老师借鉴了人迎寸口脉诊法，发明了自己的一套方法。

到底是什么方法呢？

老师告诉我们，既然是上下阴阳的对比，那我们用三部脉中的寸脉和尺脉来对比也是一样的。因为寸脉在上为阳，尺脉在下为阴。老师用这个思路来指导亢越脉的临床用药。在上越脉中，寸脉大于尺脉一倍，则从少阳论治。寸脉大于尺脉两倍，则从太阳论治。寸脉大于尺脉三倍，则从阳明论治。临床效果不错。

## 道法自然理解人迎寸口脉法

理论指导临床要用得好，就不能光知其然，而不知其所以然。所以我问老师："这种脉法的理论依据是什么呢？"

老师解释说："寸脉比尺脉越大，说明气机亢越就越厉害。我们可以取象于自然来理解这个理论。"

"人体一身的阳气（温热之气和宣发之气）都来自于阳光。自然也一样。阳光照射大地，赋予大自然阳气。大自然通过树木、水和土能把这阳气保存起来利用。"

"而树木、水和土之中，封存阳气能力最弱的是树木，因为树木本身就以疏发阳气为特点。阳气在肝木之中，必须得到疏发，否则就会郁而化火。日常生活中，树木也是一烧就会着火。所以这肝木是最经不起火撩的。其次是水。人们平时都说水火不相容，其实是比较片面的。水火永远一体，就像阴阳互根一样。只是，我们中医所讲的'火'，指的是温热之气和宣发之气，和我们平时看到的火焰是不完全一样的。而中医所讲的'水'，指的是'火'的对立面，而不仅仅是我们日常生活中所见到的水。这一点，我们学中医的人要搞清楚。水涵养阳气的能力相当强。我们都知道，冬天寒风凛冽，但是井里的水相对于外面都还是暖的，可知，水里含有大量的阳气，是阳气主要的储存体。而土能伏火，能克制火的宣发之性。我们都知道土能克水，但是很多人都对土克水理解得不够透彻。要知道，土克水，指的是五行之水，也就是肾。土克水，不但能制约肾中水气，同时还能制约肾中阳气，不令其上亢。所以我们看到，平素脾胃好的人，吃辛辣的东西也不会上火，就是因为土能伏一身之火。从这个角度来说，土降伏阳气的能力比水还强。所以，以前人们冬天都是睡在热土炕上取暖，从未见有泡在热水里取暖的，就是因为土比水更能控制热力的散发。”

“总的来说，自然中阳气主要是由水来保存，由木来疏发，由土来降伏的。人体也一样。心为火，为离卦，肾为水，为坎卦，两者是相互依存的，所以火是藏在水中的。肝为木，能将肾中阳气调动起来，燃烧为生命之火。胃气能降下气机，制约阳气的宣发，使得上下阴阳能够循环。由此，我们可以知道，凡是气机上亢，都是先由肝气疏发太过开始的。就像一年四季是从春天开始一样，如果春天少阳之气疏发太过的话，木生火太过，则寸脉变大，肝木将肾水向上调动太多，则尺脉变小。这就是为什么说‘寸脉大尺脉一倍，治从少阳’的道理。如果气机上亢进一步加重的话，水涵不住火了，肾气则会从足太阳膀胱经上越。就像如果夏天太阳太猛烈，则河里的水就会不断化为水蒸气向上走散一样。这个时候寸脉大于尺脉两倍，治从太阳。而气机上亢再继续加重，那么则连土也盖不住逆气了。就像秋天来了，气温没有下降变凉爽，反而还不断上升，土地都会变干裂，连土里的水都会被抽干。这个时候寸脉大于尺脉三倍，治疗从阳明论治。”

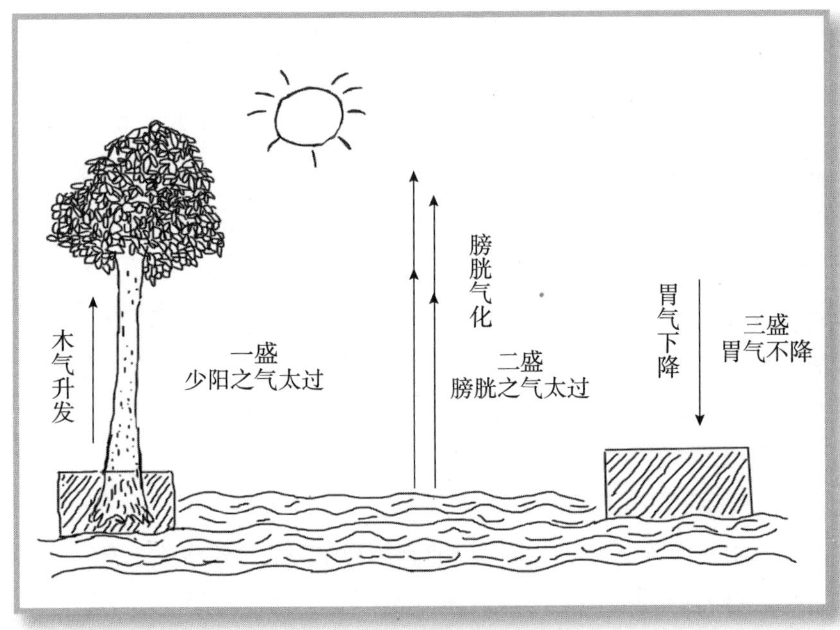


**水为涵火之体**

“当然，这里说的寸脉大于尺脉多少倍，并不是绝对，只是一个程度的表达。至于怎么判断属于哪一种程度，就要靠临床经验的积累了。”老师补充道。

“话虽如此，那么治从少阳、太阳、阳明具体应该怎么操作呢？”我问老师。

“一盛少阳之气太过，少阳胆火扰心，就会出现失眠多梦，这时候就可以用黄连温胆汤降胆火。二盛膀胱之气太过，气机逆于膀胱经，就会出现腰背、肩膀、脖子不舒服，这时候可以用桂附地黄丸或者济生肾气丸降逆补肾，使得肾气充盛，行其封藏之职，则膀胱逆气可平。三盛胃气不降，中焦不转，就会出现胃胀、胃痛、打嗝反酸等症状，这时候可以用半夏泻心汤来运转中焦，使得胃气能下降，逆气能平。”

# 37

# 赵绍琴肾炎方是治疗阳气郁闭、化热生瘀的良方

肾炎方是近代温病大家赵绍琴创立的方子。方子组成为：

| | | | | |
|---|---|---|---|---|
| 荆　芥 6克 | 防　风 10克 | 白　芷 6克 | 地　榆 10克 | 槐　花 10克 |
| 丹　参 10克 | 茜　草 10克 | 白茅根 15克 | 芦　根 15克 | 丝瓜络 15克 |
| 桑　枝 15克 | 独　活 6克 | | | |

此方主要用于治疗慢性肾炎后期，湿浊毒气壅塞下焦，日久化热并阻滞血脉而为瘀，以致湿、热、瘀三者共同为患的证型。

老师借鉴赵老的思路，以这个方为主，经过加减后扩展用来治疗各种疑难杂病，取得了满意的疗效。老师用起这个方子是信手拈来，但对我们来说，要

准确辨别这种湿热瘀壅滞为患的证型，感觉心中还是很没谱。临床上该怎么去辨识这种证型呢？我们把这个问题抛给了老师。

老师告诉我们：“这个证型是以湿热瘀壅实为主。血分有热，在脉上会表现为数；血分有瘀，在脉上会表现为沉弦硬或者沉涩；下焦有湿热，在脉上会表现为尺部弦而有力。邪气壅实，在脉上会表现为硬而实。把这些因素结合起来，那么脉象就会表现为双寸不足，而双关尺脉沉弦，硬实而数。凡是看到这种脉的就可以用赵老肾炎方的思路来治疗。”

我们点点头。但是考虑到不少人包括我自己在内在脉诊方面不够熟练，很多时候不能完全依靠脉诊来判断病证和处方，我不得不再问老师：“要是把脉没有把握的话，有没有其他方法来判断呢？”

老师马上接过话说：“有诸变于内，必有诸形于外。只要你细心观察总结，通过望诊和问诊也可以辨别的。比如说患者湿浊壅塞下焦，舌苔就会表现为舌根部浊腻而厚，症状上就会有腰身困重、阴部潮湿等；浊气化热入于血分，舌上就能看到红点或者芒刺，手指甲上的月牙就会比较明显，指甲颜色就会泛红，症状上就会有心烦、小便黄等；血脉有瘀，可以看到舌下脉络曲张，指甲颜色可以看到红中带有紫暗。”

老师接着告诉我们：“对于这种邪气壅实的证型，治疗要用宣透疏发的思路，给邪气一个排出的通道，同时也给脏腑一个呼吸的窗口。”

经过老师这么一番指点，我们对肾炎方的临床应用有了大概的了解。

## 巴戟天和白蒺藜的妙用

老师为了加深我们对肾炎方宣透思路的理解，接着又给我们讲了一个患者的故事。

有一个慢性肾炎肾衰竭的患者，病情很严重，天天都要依靠透析维持病情稳定。给他看病的专家教授都跟他说：“你的病已经无力回天了。即使你天天透析治疗，你的肾脏也会逐渐萎缩。上天留给你的时间已经不多了。”患者听了很不服气，于是去求助当地的老中医。老中医告诉他一个方法，就是坚持用巴戟天加白蒺藜煮水喝。患者就这样一直坚持下来，好几年过去了，身体慢慢好转，每月所需要的透析次数也逐渐减少。患者有一次去医院复查，当时给他看病的专家看到检查结果大为吃惊：患者的肾脏不但没有萎缩，反而有所恢复。

“巴戟天和白蒺藜的搭配为什么会有这样神奇的效果呢？”我问老师。

老师告诉我们：这巴戟天长得是条形节状，通身色土黄。因为节状，所以具有通导之气。因其色土黄，所以具有土气，而能制湿气（土克水），解毒气（土为受盛之地，能化百毒）。其本具有强肾祛风湿的功效，因此能将通导之气及土气引入肾中。而白蒺藜长得尖刺状而身多空隙，因此具有穿透宣通之气，其性善入肾，能引肾中风气向上宣发。两者合用，补肾之虚而不滋腻，又能化湿毒之邪，且能宣通壅滞，令邪气能向外排出有路。所以用之能起奇效。

白蒺藜长于将下焦风气向上宣发，老师利用这个特点，常常加在肾炎方中使用。

## 见证肾炎方的应用

没过几天，任之堂来了一个典型的肾炎方证患者。

这是一个 18 岁的小伙子。肉眼血尿，早上眼睑水肿，白天尿频，伴有纳差、便溏，已经有好几年了。在当地医院诊断为慢性肾炎，多方治疗均未见明显效果。患者来任之堂就诊的时候，尿红细胞计数高达 1300/μL 以上。

老师诊毕后，跟我们说道：“你们看看，这个患者该怎么辨证治疗。”

我赶紧过去摸患者的脉，发现他双手脉沉弦有力，脉形稍偏大，脉气搏动数而不柔和。“这是湿热郁闭阳气，阳郁不宣而化热。”我说。

老师点点头，问道：“阳气郁闭具体在什么部位呢？”

我再看患者的舌头，舌质红，舌上红色点刺多且大，舌根苔相对舌前段偏厚，舌下静脉曲张。“这说明郁热已经入于血分了。”我答道。

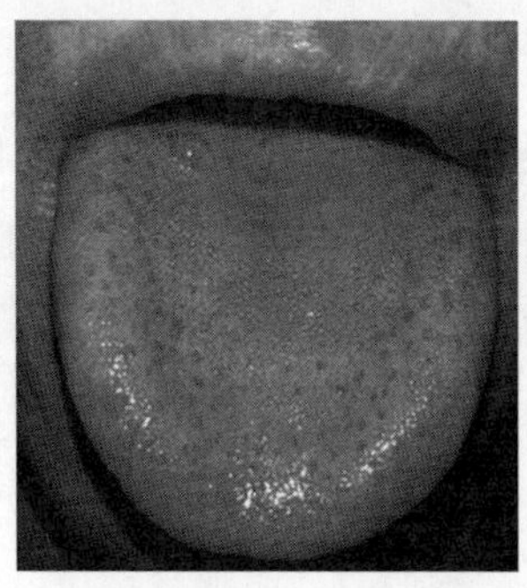
点刺舌 （见彩图47）

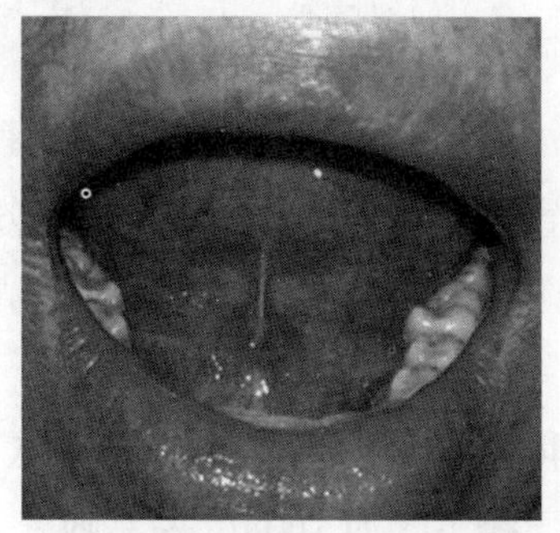
舌下静脉曲张 （见彩图48）

“还不完全对。”老师分析道，“脉沉说明气在里，也提示气在下焦。然后你们再看他的手指甲，月牙大而尖，手指甲月牙上面部分红得厉害，说明下焦阳气郁而化热明显。再看他手指的形态，上端偏细而下面偏粗，说明气血郁聚在下焦，不能向上升发。然后结合患者的血尿临床症状，可知郁热在于下焦血分。”我拿起患者的手一看，果然如老师所言。

然后老师问道，“用什么方子好呢？”

“当然是赵绍琴的肾炎方啦。”我脱口而出。

“为什么不用当归拈痛汤？”老师又问。

“虽然两者都是湿阻阳郁，但是当归拈痛汤主治阳气郁闭在水湿之中，症状以肿胀、湿疹、瘙痒、泄泻等为主。而肾炎方主治郁热浊毒邪气入于血分，症状以血尿、皮肤干痒、水肿等为主。这个患者以血尿为主要症状，且舌上点刺明显，足以证明热在血分，所以用肾炎方。”我答道。

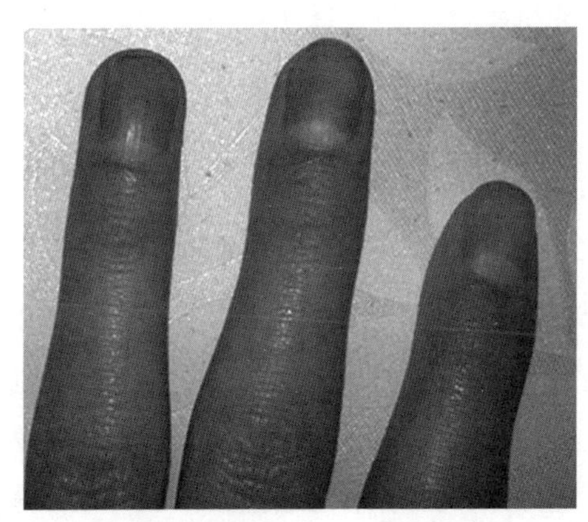

**指甲发红月牙大　（见彩图49）**

“说得好，就用肾炎方。”老师开始处方：

| | | | | |
|---|---|---|---|---|
| 蝉　蜕 10克 | 白茅根 20克 | 芒　硝 20克 | 旱莲草 30克 | 荆　芥 8克 |
| 防　风 8克 | 藿　香 10克 | 佩　兰 10克 | 丹　参 30克 | 茜　草 6克 |
| 白　芷 10克 | 独　活 5克 | 地　榆 10克 | 槐　花 10克 | 芦　根 10克 |
| 白蒺藜 12克 | 珠子参 10克 | 黄　芪 40克 | | |

方中加白蒺藜和蝉蜕，其中白蒺藜入肾透气，引气上行，蝉蜕出土即飞，两者合用为宣阳妙药。因为郁热久则阴分必伤，故加旱莲草，养阴兼凉血。加黄芪益气升阳。加芒硝，以其咸寒，善清血分郁热。加珠子参以其长于透发深部郁热。

患者服药 3 剂后，尿红细胞计数下降为 500/μL，服药 6 剂以后，尿红细胞计数就已经下降为 100/μL 左右啦。

# 38

# 邪实阳郁之活用麻黄附子细辛汤

一位56岁的男性患者，直肠癌术后肺转移，症见大便干结，口苦，心烦。老师细细地给患者把了脉，又仔细观察患者的舌头，最后诊患者的手少阴神门脉和足少阴太溪脉。然后处方：

| | | | | |
|---|---|---|---|---|
| **肠六味**（火麻仁20克，猪甲5克，艾叶5克，苦参5克，鸡矢藤30克，红藤20克） | | | | **芒　硝** 20克 |
| **大　黄** 12克 | **三　棱** 15克 | **莪　术** 15克 | **生麻黄** 8克 | **附　子** 10克 |
| **细　辛** 10克 | **红　参** 20克 | **银杏叶** 20克 | **鬼针草** 20克 | |

趁着老师开方的时候，我为患者诊脉，发现脉沉大，数而有力。再看患者的舌头，舌质瘀暗，舌根苔白厚，舌下静脉曲张严重。我很不解地问老师："《伤寒论》中，麻黄附子细辛汤应用辨证要点是脉沉细，但欲寐。这个患者的脉沉大有力，为什么要用麻黄附子细辛汤呢？"

老师解释道："你看患者舌根白厚，舌下络瘀得厉害，结合脉沉，说明肠道浊邪很深很重，导致经络严重不通，阳气被关在里面出不来，郁而化为热邪。浊邪热邪混为一体，脉就显得大而有力。你可以想象，阳气被压迫变得细细的藏在这大而有力的脉下面，就能理解麻黄附子细辛汤用在这种情况，和用在脉沉细的情况下道理是一样的。这个时候就要用麻黄附子细辛汤强大的力量，把冲任督脉和奇经八脉、十二经脉冲开，将阳气推出来。"

"所以方中用麻黄附子细辛汤以宣阳气外出。用肠六味、大黄、芒硝、三棱、莪术、鬼针草破瘀攻浊，将郁闭阳气的浊邪下泄。用红参、银杏叶补足心气，推动一宣一泄的这个大循环运转。其中鬼针草是一味良药，民间称其为'盲肠草'，它善于清除隐匿在肠道里的垃圾，而能治疗肠炎和高血压。同时它还能清三焦热浊，行三焦气机而能通利小便，用来治疗小便淋浊疼痛效果很好。民间草医都喜欢用它的根来治疗泌尿系感染和前列腺炎。这个药在田间地头、山间荒地长得到处都是，可惜很多医生都不知道怎么用。”老师说。

我点点头，默默地记在心里：

舌苔厚浊为邪盛，下络瘀重则不通。

邪盛不通阳气闭，此时可用麻附辛。

## 芒硝的妙用

“老师你平时通肠泄浊都是用肠六味，那这个患者为什么要加芒硝和大黄呢？”我又问。

“人体六腑以通为用。六腑间接地与外界相通，是人体五脏邪气排出的重要道路，也是外界邪气入侵的入口。邪气从肠道入侵后，停留不去，这时候如果吃了寒凉食物或者腹部受寒，寒气就会入侵肠道。寒性收引，则邪气不得出，蕴结化为痰热，郁闭肠道经络，导致五脏之热向肠道排出受阻而发生各种疾病。比如心热不能泄，人就会烦躁发狂；肺脾热毒不能外泄，就会生顽癣等。这种患者心经热盛，就会喜欢喝冷饮、凉茶、冰冻饮食。甚至有的医生见患者有烦热症状就滥用苦寒药物。这都会导致肠道更寒，郁闭更重，而加重病情。”

我们飞快地记录。老师喝了口茶，继续讲。

“但这个情况如果单纯用温热药想祛除肠道的寒邪的话，肠道脉络里的痰热邪气就会变得更加黏稠而病情反而会加重。这个时候就要用芒硝了。芒硝主要成分为含水硫酸钠，内服后硫酸离子不容易被肠道吸收，留在肠腔内形成高渗溶液，能把肠经络里面的痰热和水分一起吸到肠腔里面，然后再用大黄的力量把这些垃圾都排出去。这样，肠道经络通透，五脏邪热就能外泄，麻黄附子细辛汤宣发阳气的作用才能顺畅地发挥出来，浊泄阳宣，五脏因而安和。”

“但是要注意的是，芒硝性偏寒，所以要佐以一味附子。附子性温热，力迅猛，能在芒硝之前祛除肠道寒气，同时能扶助正气，加强芒硝、大黄排邪的力量。这个患者舌苔白，邪实的同时正气也不足，所以又加了红参和银杏叶补阳气。”

“我们临床应用通肠排浊思路的时候要注意，如果肠道虚弱无力的话，光用通肠排浊药物是不行的。这时候有两种情况要注意：一个情况是因为脾虚导致胃肠道无力，这时候就要加上四君子汤补益脾胃，中焦才能运转，浊邪才能下行。还有一个情况是下焦阳气不够，肠道蠕动无力，这时候用附子、大黄搭配效果就好。”

“另外，使用大承气汤泄胃肠浊气，当浊邪排得差不多了，检查看舌头郁得没有那么厉害了，这时候要用黄芪建中汤把患者的脾胃正气扶起来。”老师提醒我们。

以前从来没有留意过，芒硝有如此妙用！真是失敬啊。

下午回到住处，我赶紧查书翻看，发现《名医别录》载有：“芒硝主五脏积聚，久热胃闭，除邪气，破留血，腹中痰实结搏，通经脉，利大小便及月水，破五淋，推陈致新。”原来古人早就把芒硝的功效研究得无比透彻了！我们不知道，是因为平时没有好好去学习而已。

过了几天后，这个患者回来复诊，告诉我们，吃了药后一天拉十几次，拉完以后人觉得很舒服。

这正是：

肠络不通痰热闭，脏热不宣化百害。

须用芒硝透肠络，佐以附子祛肠寒。

再加大黄清肠腔，肠通邪去五脏安。

## 临床运用芒硝泄热需要注意什么

虽然芒硝有这么神奇的功效，但我们在临床上也要把握好适应证。俗话说得好，用药得当，砒霜也能救人，用药不当，人参也能害命。所以我们心里要清楚这芒硝什么时候能用，什么时候不能用。不能当“芒硝大夫”，一来个患者不问三七二十一就上芒硝。

那老师在什么情况下会用芒硝来泄热呢？

“我用芒硝泄热的依据有两点，一是脉要沉数有力；二是手少阴脉亢（以手少阴心经神门穴位置为准），患者心里非常烦躁，甚至狂躁，夜晚睡不着。这个时候就可以考虑用芒硝。”老师告诉我们。

我一听，这不就是心经热盛吗！既然芒硝通肠络泄五脏热，按道理说肺经热盛咽痛痰黄、肝经热盛目赤面红、脾经热盛口干唇红、肾经热盛虚烦耳鸣腰酸痛等这些都可以用作判断标准，为什么独取心经呢？

老师说："如果只是单独一经之热说明只有单独一经的阳气郁闭，这种情况肠络痰热郁闭阳气还不是很严重，不需要用芒硝。独取心经热盛来判断是因为一者心主血脉，二者火属于心之性。出现心经热盛，说明火热壅盛严重没有出路，逼得人都要发狂了。这时就要用芒硝才能解决问题。"

"那什么情况下不能用芒硝呢？"我们都很关注这个问题。因为临床上，不乏滥用芒硝导致病情恶化甚至出现严重后果的情况。

"因为芒硝攻下会损伤脾胃和正气，所以凡是正气不足，脾胃虚弱或者肾气虚弱的患者都要谨慎。比如说遇到伴有腹胀痛或者久泻，有久年胃病或者肠炎的患者，这时候你去摸他的趺阳脉，如果脉气很弱甚至摸不到，最好就不要用芒硝了。如果非要用的话，就一定要记得搭配怀山和人参，把脾胃护住。又比如遇到或肾虚面色灰黑，腰酸腿软无力，或号脉尺部空空如也的患者，这时去摸他的太溪脉，如果都摸不到的话，那这个芒硝最好就先别用了。"

老师同时告诫我们："芒硝、大黄同用祛除浊气力量强大，所以用在正气尚旺，邪气壅盛的肿瘤患者身上，效果就比较好，但是肿瘤治疗要辨证，不能一见肿瘤就用芒硝、大黄。"

后来，我发现，这种肠道有寒，郁闭阳气，化生痰热，内扰五脏的患者还真是不少。大部分都是比较"宅"，经常窝在家里或者办公室，上网、玩游戏、玩手机、炒股等，很少外出，也很少干活。平时还爱吃冰冻、酸辣、肥甘厚腻的食物。老师对这种患者，会反复地劝告他们，要多下地干活，上能享受阳光养阳气，下能接地气养土气，干活劳动出汗还能宣发阳气。下地干活比吃药效果还好，何苦花时间花钱来看病吃药！所以，干活是"越干越活"，坐着不动是死守，"越守越死"，迟早会得重病，即使赚了大钱，但是身体垮了，也就没得享用。

# 39

# 气滞阳郁之四逆散证

有个 30 岁左右的女性患者因“手脚怕冷、月经量少一年多”来就诊。

老师把脉看舌头，然后再摸了摸患者的手掌，而后对患者说：“你的手没有一点暖气，摸了之后我的手都变得凉痛凉痛的。”

我凑过去也摸摸患者的手，果然手掌凉得像块冰一样，但手腕以上温度却基本正常。再把患者的脉，发现左关稍郁，脉象整体偏细，而脉气缓弱。老师处方，给患者开了四逆散加八珍汤。

四逆散出自《伤寒论》少阴病篇：“少阴病，四逆，其人或咳，或悸，或小便不利，或腹中痛，或泄利下重者，四逆散主之。”临床我们主要用于少阴枢机不利，阳气被郁，不能疏布到达四肢末端而导致的四肢逆冷证。

## 枳实以实破实

我发现老师对于四肢凉的患者，有时候用四逆散，有时候又不用。那到底是在什么情况下才适合用四逆散呢？我趁着这个机会向老师提出心里的疑问。

老师解释道：“四逆散主要用于气滞阳郁证，药方整体行气泄热，没有补助阳气的作用，因此偏于攻泄。外感、伤食或者精神受刺激等都可以导致气机郁滞，使得肝气无法将阳气输送到四肢末端，所以会出现四肢冷，但又冷不过肘。肝气不达，阳气不疏，就会郁而化热，郁热久就会伤及肝阴。”

“所以四逆散中用枳实，以实治实，将厚实的结气冲开，用柴胡疏发肝气，推动肝气运行，两者一升一降，形成升降循环。而用白芍、甘草，一则能缓肝之急，二则能养阴以制郁热。”

后来我翻书查找，发现枳实功效非凡。《神农本草经》谓其："味苦，寒。主大风在皮肤中，如麻豆苦痒，除寒热结，止痢，长肌肉，利五脏。"《本草衍义》谓其："小则其性酷而速，大则其性和而缓。故张仲景治伤寒仓卒之病，承气汤中用枳实，此其意也，皆取其疏通决泄、破结实之义。"

所以，枳实在《伤寒论》和《金匮要略》中广泛应用于各种邪气结聚的病症。如《金匮要略》中有："心下坚，大如盘，边如旋盘，水饮所作，枳术汤主之。"用枳实开水气之聚结。《金匮要略》中有："胸痹心中痞，留气结在胸，胸满，胁下逆抢心，枳实薤白桂枝汤主之。"用枳实开寒痰之结。《伤寒论》中有："阳明病，脉迟，虽汗出，不恶寒者，其身必重，短气，腹满而喘，有潮热者，此外欲解，可攻里也。手足濈然汗出者，此大便已硬也，大承气汤主之。"用枳实破阳明腑气之实。

## 什么时候能用四逆散

"那老师你一般什么情况下会用四逆散呢？"我追问道。

"如果看到患者手掌是红的，但是摸上去却明显的发凉。再看患者的舌质是红的，摸脉右手脉偏上越，左关脉郁而弦，这个时候就可以用四逆散。"老师耐心地向我们讲解。

"但是有的患者手凉还与气血虚少有关，四逆散功效是偏于攻泻的，只能泻热，不能补益气血。所以如果患者同时兼有气血虚少，脉细而弱的话，这个时候就要加上八珍汤才行。还有的患者，手凉同时又有汗出，脉细舌红绛，这是阴液不足，郁热逼迫导致的。这种情况，白芍、甘草养阴的力量已经不够了，就要加上六味地黄丸，滋水同时涵木。"老师又补充道。

通过老师这一番讲解，我们对四逆散的应用有了初步的认识。四逆散原来是这样的：

气结肝郁阳化热，
阳郁化热手掌红，
阳气不宣肢末冷。
柴胡疏发少阳气，

枳实冲开六腑结，
共转上下循环轮。
芍药甘草敛阴气，
肝热肝急用之调，
用于方中和阴阳。
阴阳调平气机转，
阳气宣发四逆除。

# 40

# 再探四逆散及邪实阳郁证

为了进一步理解四逆散，我将四逆散和老师治疗邪实阳郁的一个病例处方（具体见“邪实阳郁之活用麻黄附子细辛汤”篇）拿来仔细地对比如下。

四逆散方：

| 柴胡 | 枳实 | 白芍 | 炙甘草 |
|---|---|---|---|

邪实阳郁用方：

| | | | | |
|---|---|---|---|---|
| 肠六味（火麻仁、猪甲、艾叶、苦参、鸡矢藤、红藤） | | | 芒硝20克 | 大黄12克 |
| 三棱15克 | 莪术15克 | 生麻黄8克 | 附子10克 | 细辛10克 |
| 红参20克 | 银杏叶20克 | 鬼针草20克 | | |

经过对比，我发现他们原来是有共同之处的。如下图：

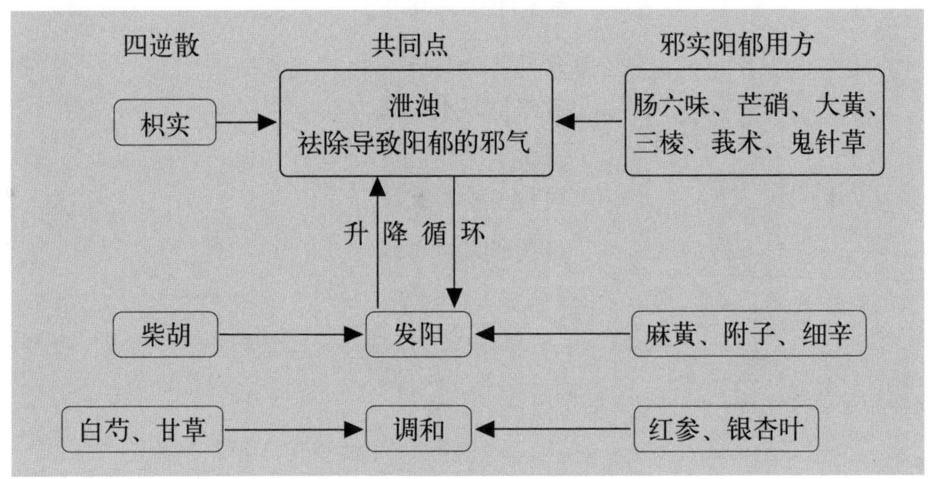


**四逆散与邪实阳郁用方之对比**

## 外疏内泄治阳郁

两个方的思路都是外疏内泄，形成循环，再加以补阴或补气来调和。所不同的是，四逆散证阳气郁闭较浅，在于阴阳表里之间，所以用柴胡来疏发。用邪实阳郁方的是个肿瘤患者，邪气入侵很深，阳气郁闭在里，所以用麻黄附子细辛汤来宣透。四逆散证只是气结于六腑之中，所以用枳实开泄结气。邪实阳郁方因为肿瘤浊邪壅实于脏腑经络，所以用肠六味、芒硝、大黄、三棱、莪术、鬼针草来攻坚破浊。

由此可知，阳气郁闭有深浅分别。而导致阳气郁闭的原因则更加复杂，可以是在表的寒湿，可以是在里的痰瘀浊气、湿气，也可以是精神因素导致的肝气不疏引起。不同的情况，所用的治疗方法当然也不相同。

外疏不但可以向外宣发阳气，同时可以将邪气向外托出；内泄不但可以向下排出邪气，同时还可以清消郁热。所以外疏内泄始终是治疗方法的关键。其实，纵观古今名方，大多都包含这这一思想。比如麻黄汤、大青龙汤、乌梅丸、防风通圣散等。

也许有的人会问："不对啊，你看大承气汤治疗阳明腑实热郁结证，方中用'大黄、厚朴、芒硝、枳实'，一味宣发阳气的药物都没有啊。"

果真如此？让我们一起来看看《伤寒论》大承气汤证条目：“阳明病，脉迟，虽汗出不恶寒者，其身必重，短气，腹满而喘，有潮热者，此外欲解，可攻里也。手足濈然汗出者，此大便已硬也，大承气汤主之。若汗多，微发热恶寒者，外未解也，其热不潮者，未可与承气汤。”条文中明确指出外欲解方可攻里，外未解者，未可予承气汤攻里。这就提示我们，对于阳郁证，内泄必须以外疏为前提。这一点对于我们的临床有很大的指导意义。比如说：对于邪气壅盛，阳气郁而化热的患者，郁闭未除，就不可单用内泄法，因为浊降气亦降，将导致阳气郁闭更深。同时也不可过用苦寒清泄郁热。因为此热虽为邪热，但实为阳气被郁闭导致，泄此一分热，亦损一分正气，正气损则邪气得以进一步深入。因此虽然病情能暂时缓解，却会导致邪气更加内陷，阳气郁闭更深。这就是临床上郁热证患者吃了清热药就会病情缓解，停药不久又发作，反反复复，病情越来越重的原因。同时也正是风药升阳的思路能在临床广泛运用的原因之一。

可知：

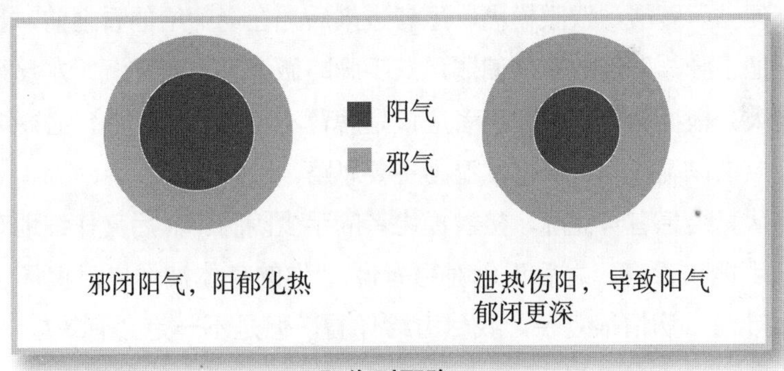


**阳伤则邪陷**

阴阳相随是大道。
阳气外宣不独行，
外疏气出邪亦出。
阴气下降亦不孤，
内泄浊降气亦降。
独寒伤阳邪入侵，
独降气陷阳更郁。
外疏内泄气循环，
阳宣邪去病自安。

# 41 正虚阳郁，结合舌象辨证很重要

老师每次给患者摸完脉以后，都要再看看患者的舌面、舌根和舌底。我觉得很不理解，老师把脉已经把得很准确了，平脉辨证就得了，为什么还要看舌象？简直是浪费时间。

今天来了一个患者，彻底改变了我的看法。

患者男性，30岁，因工作原因经常熬夜，纳差，饭后拉稀已有2月余，同时伴有大便黏，腰酸，双眼模糊。患者进来后，在老师给他看之前，我抓紧时间先给他把了脉，发现他脉气偏弱，双手脉略微上越，双尺沉，左尺很细，右尺沉弦而大。根据脉象我判断患者应该是脾肾不足，水湿过重，心想要是我开方的话，应该以温补脾肾兼化水湿为主要思路。

老师认真给患者号完脉，接着摸患者的手少阴脉。然后又仔细地观察患者的舌面、舌根和舌底。之后正色对患者说："你的身体被你自己搞坏了，导致你的病很难治，病情很复杂，我尽力给你看，但是不一定会有效果。"患者点点头表示理解。

## 舌面为阳为腑，舌底为阴为脏

我正暗自疑惑，从脉象上看，患者的病情不至于此啊，老师不会是瞎掰的吧。这时，老师转过头来对我们说："你们看看他的舌头。"

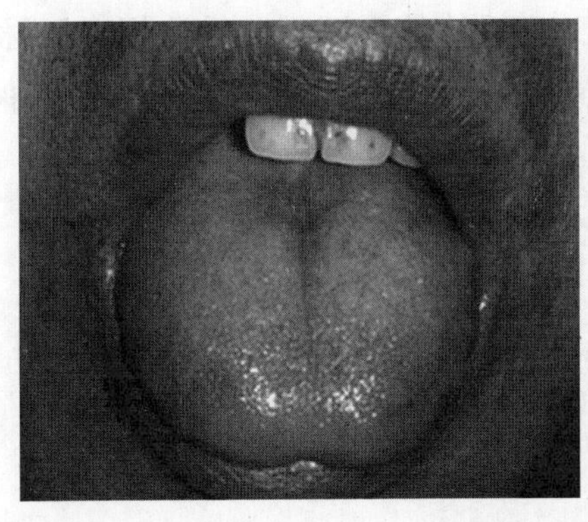

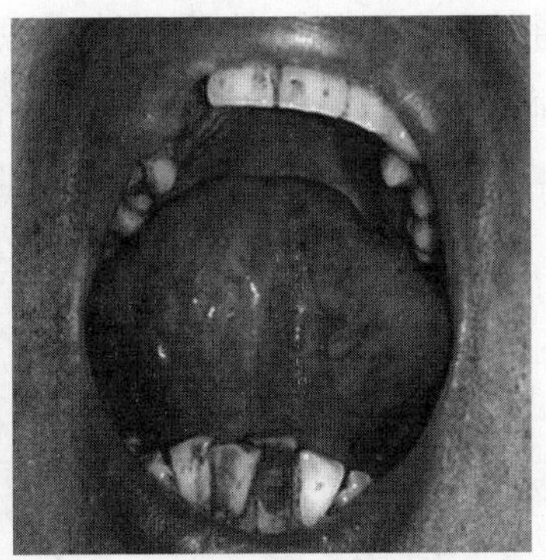

**腑有寒，脏有热** （见彩图50、彩图51）

我们都凑过去，患者也很配合。我一看，这舌面舌底一白一红，简直是冰火两重天啊。我默默地思考：要是这舌底的火能转移一点到舌面上去使得阴阳寒热调和就好了。

这种舌象反应的是什么情况呢？

老师解释道："舌面为阳为腑，舌底为阴为脏。患者脉弱，舌苔白，舌质淡胖，说明正气不足。舌底深红，血络曲张明显，说明阳气郁在里面，五脏郁热明显。患者的脉象稍有上越的迹象，但是上越的力量又不够，说明正气不足，无力将郁热外排。"

"既然五脏郁热严重，这个时候能不能用芒硝呢？"我问道。

"正气不足，又没有心经热盛的症状，手少阴脉也不亢，这种情况不能用芒硝。"老师边答边开始处方。阳气郁闭严重，起手又是一个麻黄附子细辛汤宣其阳而上；阳郁内热炽盛欲上越，用黄连温胆汤加黄芩泄其热而下。两方合用，一上一下，形成大循环。然后老师思索片刻，又加上一味穿破石，用其穿通经络血脉的力量，打通这上下沟通的道路。处方如下：

| | | | | |
|---|---|---|---|---|
| **麻　黄** 10克 | **附　子** 10克 | **细　辛** 10克 | **黄　连** 5克 | **黄　芩** 10克 |
| **茯　苓** 20克 | **陈　皮** 8克 | **半　夏** 20克 | **炙甘草** 10克 | **枳　实** 15克 |
| **竹　茹** 20克 | **穿破石** 80克 | | | |

过几天后患者回来复诊，告诉我们饭后拉稀及大便黏都有所改善，大便也变得通畅了。

通过这个病例，我深刻地认识到了舌诊的重要性。舌诊相对于脉诊而言，简单明了，可以一目了然地观察到，而且很真实，不像脉诊那样难于把握，容易出错。我们为什么不好好地学习掌握呢？！

# 42 阳郁代表方升降散

升降散是治疗阳郁证的一个非常具有代表性的方子。所以，谈到阳郁证，就不得不谈升降散。此方具体出处不详。清代医家杨栗山在其所著《伤寒瘟疫条辨》中，以此方为主，加减应用于温病各个阶段的治疗。他认为："表里三焦大热，其症不可名状者，此方主之。"

升降散组成：

| 白僵蚕 6克 | 蝉　蜕 3克 | 姜　黄 9克 | 生大黄 12克 |
|---|---|---|---|

## 浊邪重郁热深，用升降散

以我自己的眼光和水平看这个方子，我看不出它有什么特别之处，更不清楚临床具体怎么运用这个方子。老师根据自己的认识，把这个方子用得很活，并不局限于"表里三焦大热"证。慢性肾炎反复蛋白尿的患者用过，胃病胃胀痛的患者用过，咽喉疼痛等症状的患者也用过。那么老师使用这个方子的依据是什么呢？今天，我终于忍不住提出了这个放在心里已经很久的疑问。

老师告诉我们："僵蚕、蝉蜕轻灵宣透而上行，大黄、姜黄质沉力猛而下行。一升一降，故名升降散。其中僵蚕、蝉蜕达表引阳气外出，大黄、姜黄性凉，能入血分，清血分之热，且其扫荡之力，能祛秽浊外出。"

“因此，辨证上我主要用于邪郁中焦，导致中焦气机升降不得，阳郁化热，入于血分者。临床上见双关脉郁，且舌质红有瘀点，舌苔偏秽浊，舌下静脉曲张，这时候就可以考虑使用升降散。”

听老师这么一讲，我对升降散终于有了大体上的认识。

## 我对升降散的理解

但是宣阳达表药物有连翘、薄荷、荆芥、防风等，为什么独选僵蚕、蝉蜕？泻热药物有黄芩、黄连、龙胆等，为什么独选大黄、姜黄？带着这个问题，我回到住处后，仔细翻查资料，同时陷入了深深的思考之中。

经过思考，我有所领悟。我把自己的看法写出来，提供给同道们参考，同时也希望大家能指正不足和错误之处。

方中白僵蚕是其他药物无法代替的。为什么这么说呢？原来白僵蚕是蚕蛾科昆虫家蚕 4 ～ 5 龄的幼虫感染（或人工接种）白僵菌而僵死的干燥体。因此，白僵蚕身上就具有白僵菌的气化性质，这白僵菌能令蚕感而即死，其实就是一种风邪及秽浊之气，和瘟疫邪气大致相同。所以，僵蚕长于治疗风邪浊气导致的疾病。这一点清代医家徐灵胎说得最为透彻，他说：“僵蚕感风气而僵，凡风气之疾，皆能治之，盖借其气以相感也。或问因风以僵，何以反能治风？曰：邪之中人也，有气而无形，穿经透络，愈久愈深，以气类相反之药投之，则拒而不入，必与之同类者，和入诸药，使为乡道，则药力至于病所，而邪与药相从，药性渐发，或从毛孔出，或从二便出，不能复留矣，此即从治之法也。风寒暑湿，莫不皆然，此神而明之之道，不专恃正治奏功也。”所以，僵蚕与风邪浊邪同气相求，就能准确地带领药物到达邪气结聚的地方。

浊邪困结，日久化生热毒。大黄、姜黄色黄，味香，通于土气，因此能化秽毒（土有受盛运化之力，故能化诸毒）。两者性凉，又善清郁热，故为佳选。

或许有人会问，同是色黄性凉，为什么不用黄连、黄芩，而用大黄、姜黄呢？

大黄质重，力沉不浮，走而不守。《神农本草经》谓其：“味苦，寒。主下瘀血，下闭，寒热，破癥瘕积聚，留饮宿食，荡涤肠胃，推陈致新，通利水谷道，调中化食，安和五脏。”当浊邪壅盛、郁滞化热的时候，唯有大黄迅猛扫荡之力能除，不是黄连、黄芩所能代替得了的。

姜黄是姜科植物黄丝郁金的根茎。因此，姜黄一方面具有姜的特性，姜者疆也，能除一切外感不正之气，能祛风湿，辟秽浊；另一方面具有郁金的特性，而能开气血之郁结。由此可见，姜黄善治疗秽浊入侵，导致气血郁滞的病症。这一点也是其他药物所不能代替得了的。

那么蝉蜕呢？蝉蜕为蝉蜕脱出来的壳，蝉出于土中，出土即飞，故蝉蜕能起阳气于浊秽（土受秽浊）之中。利用蝉蜕的这一气化特点，将阳气从郁浊中宣发出来，是最适合不过的了。这当然也是其他药物无法取代的。

四个药物搭配在一起，蝉蜕、僵蚕宣发阳气，僵蚕同时还有导航的作用，就像卫星定位巡航导弹一样引药到达邪气位置；大黄、姜黄泄热降浊，同时姜黄开散郁结，就像炸弹一样把结在一起的浊气打散。而大黄泄土中浊，蝉蜕升土中阳，两者构成升降的中心。可见，升降散虽然看起来很简单，但是方中用药精准，搭配严谨，称其为治疗阳郁证的代表方，真是一点都不为过啊。

由此可知，升降散善于治疗风邪夹秽浊邪气，迅速入侵人体，严重郁闭阳气的病证，古人称之为瘟疫，其实和今天的流感、登革热、埃博拉病毒感染等急性传染病病机相当吻合，所以遇到这种患者的时候，升降散足以担当救急扶危的大将，望中医同道们用好用活这个方子，不要埋没良材。

# 43

# 湿阻阳郁用当归拈痛汤

一个 47 岁的男性患者，头昏沉重感，伴胃中反酸水已有 1 周。

老师诊毕后，对我说：“你们看看，这个患者是怎么回事。”

我过去诊脉，发现他右手脉偏上越，左手脉偏下陷。右寸脉浮起，左寸脉沉而细，右关尺脉沉而大，脉气濡弱，但用手指指腹重按的时候，又有一种有力的感觉。

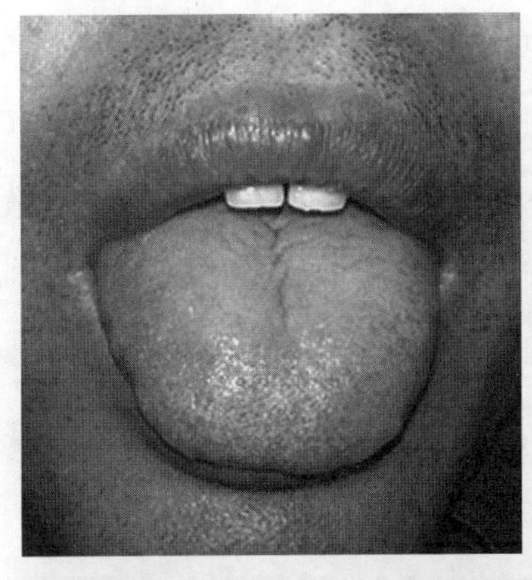
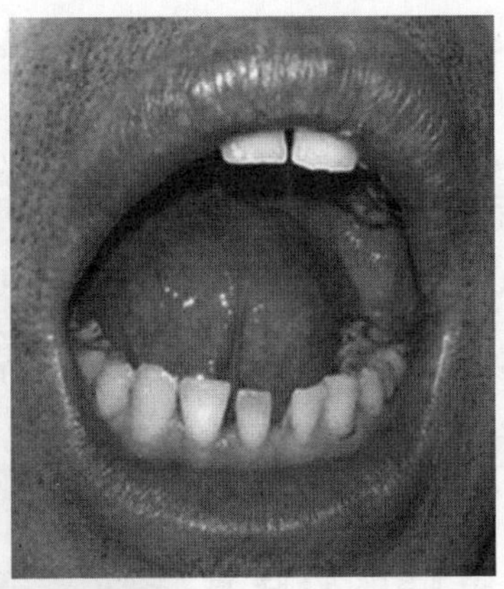
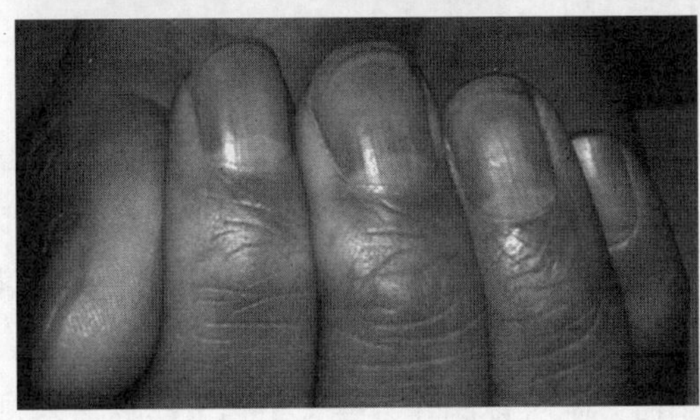

湿阻阳郁　　（见彩图52、彩图53、彩图54）

再看患者舌头，舌质淡胖，舌苔白，舌底稍偏红。而患者十指的指甲月牙偏大，指甲颜色偏红。

“右关尺沉濡，结合舌质淡胖，舌苔白，说明湿气在里。十指月牙大，说明下焦有热。指甲颜色红，脉重按有力，说明阳郁化热。左寸脉沉细，是阳气不升的表现，右寸脉浮起是肺胃气逆不降的表现。综合来看，患者的主要矛盾是湿气郁阻阳气于下焦，阳郁化热，清阳不升，浊阴不降。”

老师点点头说：“这个患者是典型的湿阻阳郁证型。”

“用什么方？”老师又问。

“当归拈痛汤。”我立马反应过来。湿阻阳郁证治疗思路无非泻湿升阳，但若说成方的话，还是当归拈痛汤比较有代表性。它是《脾胃论》作者李东垣创立的方子，是治疗风湿热相搏结，阳气不升的名方。无论是肢体关节烦痛肿胀，还是皮肤湿疹疮痒，以及脚气、水肿，腹胀腹泻、头晕昏沉、疲倦乏力等，只要证属湿阻阳郁者，用之均有良效。

“好。”老师说，“就用当归拈痛汤，加一味珠子参加强透发郁热之功，一味枇杷叶降肺胃之气。”

| | | | | |
|---|---|---|---|---|
| 羌　活 3克（后下） | 防　风 10克 | 升　麻 6克 | 葛　根 30克 | 白　术 20克 |
| 苍　术 10克 | 党　参 30克 | 炙甘草 8克 | 当　归 10克 | 茵　陈 10克 |
| 知　母 10克 | 苦　参 10克 | 黄　芩 12克 | 猪　苓 15克 | 泽　泻 15克 |
| 珠子参 15克 | 枇杷叶 30克 | | | |

## 湿阻阳郁的脉象特征

这时，旁边的张宇问道：“临床怎么辨治湿阻阳郁证呢？”

老师给我们总结说：“湿阻阳郁的脉象以上小下大、上轻下重为特点。湿气郁闭阳气在下焦，所以关尺脉就会显得濡大而重按有力。但是湿热如果郁久了就会伤及阴液，这时候关尺脉就会显得大而弦硬，这种情况下就可以加一味桑椹子，养阴而不碍除湿，如果渗利药用得多的话，还要加一味丹参，使得血水分离，避免渗利太过伤及阴血。阳气郁闭在下焦，上焦就会显得不足，寸脉就会细而弱。如果寸脉太弱，心肺阳气不足，就不利于推动湿气的排出，这时候就可以加红参或者黄芪来温阳补气而化湿。”

“温阳用附子或者干姜可以吗？”杜姐问道。

“不行，因为附子、干姜药力偏于走下焦和中焦，会使得郁热更加严重。”老师答道。

## 长夏季节多湿阻阳郁证

老师还告诉我们：“中医治病讲究因时制宜。人体气机随着季节的变化而变化，治疗的方法同样要根据季节的不同而变化。比如说，春季阳气升发，但是阳升的力量又不足，这时候桂枝汤就用的多。夏季人体气机向外宣发，内里相对空虚，这时候济生肾气丸就用的多。夏天阳宣汗出，腠理开泄，人受风邪外感的时候，桂枝汤用的就会比麻黄汤多。而长夏的时候，水湿之气在一年之中最重，最容易困郁阳气，这时候湿阻阳郁证就相当多见，当归拈痛汤使用的机会就会很多。总之，春夏季节以阳气宣发为主，人多病阳气不宣或者宣发太过。而秋冬的时候，气机以敛降收藏为主。这时候，脾胃虚弱的人，因为中焦不运，气机不降，就会形成上热下寒证，这时候半夏泻心汤就用的多。冬季气温逐渐下降，人体心胃阳气也渐渐虚弱。这时候治疗心阳不振的瓜蒌薤白白酒汤和治疗虚损里急的黄芪建中汤就用的多。”

听老师这么一说，我就想起以前老师治疗一个手腕肿痛的患者，在 7 月份的时候用四逆散治疗效果很好，但到 8 月进入长夏季节，患者病情因感冒发作，再吃四逆散就没有效果了。改为当归拈痛汤后很快又好了。原来就是这个道理。

几天后，患者回来复诊，向我们反馈说头晕和胃反酸都明显好转了。

# 44

# 六种阳郁证要区别辨治

到目前为止，我们讲过的阳郁证已经有好几种。它们到底怎样区别呢？

**邪实阳郁证：**脉见沉而有力，手少阴心经神门脉亢，同时舌苔厚浊，舌下静脉曲张明显。患者有明显的烦躁、失眠等少阴火亢症状。这是肠道痰热郁闭，导致五脏郁热。治疗用麻黄附子细辛汤宣发阳气，用大黄、芒硝泻下肠道痰热。方药组成：

| | | | | |
|---|---|---|---|---|
| **肠六味**（火麻仁、猪甲、艾叶、苦参、鸡矢藤、红藤） | | | **芒　硝** 20克 | **大　黄** 12克 |
| **三　棱** 15克 | **莪　术** 15克 | **生麻黄** 8克 | **附　子** 10克 | **细　辛** 10克 |
| **红　参** 20克 | **银杏叶** 20克 | **鬼针草** 20克 | | |

**正虚阳郁证：**脉气偏弱，双手脉略微上越，双尺脉沉。舌面质白而舌底深红，舌上下形成鲜明对比。这是阳郁在里，欲发不得，用麻黄附子细辛汤宣发

阳气，用黄连温胆汤加黄芩泄热。方药组成：

| | | | | |
|---|---|---|---|---|
| 麻　黄10克 | 附　子10克 | 细　辛10克 | 黄　连5克 | 黄　芩10克 |
| 茯　苓20克 | 陈　皮8克 | 半　夏20克 | 炙甘草10克 | 枳　实15克 |
| 竹　茹20克 | 穿破石80克 | | | |

其实，舌面为表为腑，舌底为里为脏。所以“舌面质白而舌底深红，舌上下形成鲜明对比”这是热郁在里在脏的重要证据，凡是见这种情况都可以考虑用麻黄附子细辛汤来宣发阳气。如果同时还看到舌根部苔厚浊的话，在泄热的同时，还要加肠六味（火麻仁、猪甲、艾叶、苦参、鸡矢藤、红藤）、鬼针草、大黄之类的药物泻下浊气。

**四逆散证：**右手脉偏上越，左关脉郁而弦。舌质红。手掌红，但摸上去却明显的发凉。这是气结肝郁，少阳之气不宣，阳郁在少阳气分。用枳实破结，柴胡疏发少阳之气，白芍、甘草柔肝缓其急。

**升降散证：**双关脉郁，舌质红有瘀点，舌苔偏秽浊，舌下静脉曲张。这是热郁中焦，入于血分。用蝉蜕、僵蚕宣阳，姜黄破气血之结，大黄扫荡浊气。此方尤其适于风邪夹湿热秽浊之气入侵导致的各种急性流行性传染病，古代称瘟疫者。

| | | | |
|---|---|---|---|
| 白僵蚕6克 | 蝉　蜕3克 | 姜　黄9克 | 生大黄12克 |

**肾炎方证：**脉沉弦，硬实而数。舌苔可见舌根部浊腻而厚，舌质可见红点或者芒刺，舌下脉络曲张。这是湿阻阳郁入于血分，导致湿热血热血瘀并存。方药组成：

| | | | | |
|---|---|---|---|---|
| 荆　芥6克 | 防　风10克 | 白　芷6克 | 地　榆10克 | 槐　花10克 |
| 丹　参10克 | 茜　草10克 | 白茅根15克 | 芦　根15克 | 丝瓜络15克 |
| 桑　枝15克 | 独　活6克 | | | |

泻下郁热，并宣发阳气。

**湿阻阳郁证：**脉象上小下大，上轻下重。舌苔白，舌质淡胖，舌底不甚红。这是阳气郁闭于水湿之中，不能向上宣发。治疗以泻湿升阳为法，代表方为当归拈痛汤：

| | | | | |
|---|---|---|---|---|
| 羌　活3克（后下） | 防　风10克 | 升　麻6克 | 葛　根30克 | 白　术20克 |
| 苍　术10克 | 党　参30克 | 炙甘草8克 | 当　归10克 | 茵　陈10克 |
| 知　母10克 | 苦　参10克 | 黄　芩12克 | 猪　苓15克 | 泽　泻15克 |

邪气闭阻阳气于水湿中名为湿热，就像一潭不流动的脏水，时间久了就会发热发臭。其气黏腻，阳气困郁其中，非麻黄附子细辛汤能宣发。唯有用极苦味之药，方能刮除黏腻之浊，去湿中之热，如方中茵陈、苦参、黄芩。水湿过盛，唯有通利膀胱方能排湿外出，如方中猪苓、泽泻。阳气不升，唯有风药能引其上行，如方中羌活、防风、升麻。治疗湿阻阳郁证，能把握住这三个要点，再随证配伍，就八九不离十了。

# 45

# 浅谈中医治疗肿瘤的思路

肿瘤治疗在全世界都是个难题，无论是中医还是西医，都没有好的办法。以前，中医治疗肿瘤比较少，多数人都觉得中医治愈肿瘤是个骗人的故事。人们觉得只有手术以及放疗和化疗才能对付得了肿瘤。但现在，大量的病例表明，用手术、化疗、放疗的方法对付肿瘤，虽然有效，但问题也很多。同时，中医药治疗肿瘤成功的例子越来越多了。肿瘤并没有我们想象中的那么可怕，只不过我们现在对肿瘤治疗认识还比较肤浅，大家都在摸索之中，所以有的能治好，有的治不好。

到底应该用什么样的思路去对付肿瘤呢？

## 找到邪气的出路

精确定位可能是一个好办法。肿瘤有很多种，部位性质都不一样，但都是在特定的位置长出了多余的东西来。比如说垂体瘤，就是人脑垂体的细胞异常增殖导致。垂体瘤会产生泌乳素，导致妇女在非哺乳期的时候产乳。只要抑制了垂体瘤的增殖，非哺乳期泌乳就会停止。也就是说，如果非哺乳期泌乳停止的话，那一定是因为垂体瘤的增殖受到了抑制。这说明能够回乳的药物都能抑制垂体瘤的生长。明白这一点，中医治疗垂体瘤用药思路就能精确定位了。推而广之，只要我们把具有特定意义的症状和体征与人体的特定功能区域对应起来，就能做到精确定位。这样，我们就找到了对付人体特定功能区域肿瘤的办法，就能通过症状和体征来筛选药物和治疗思路。就像前述垂体瘤一样，因为麦芽有明显的回乳作用，因此麦芽能抑制垂体瘤。我们已经看到老师大剂量使用平凡无比的麦芽来治疗好几个垂体瘤患者了，而且都取得了良好的疗效。

从中医理论角度来理解麦芽治疗垂体瘤，我们会有更多的收获。中医理论认为乳汁分泌是因为气血停留在乳房导致的，气血停留在乳房而不顺着冲脉下行，所以哺乳期妇女没有月经。麦芽回乳是因为它能通乳腺（肝经和胃经）气血，并引之从冲脉下行到胞宫。在这通下的同时，麦芽把导致乳腺异常分泌的邪气也一起导到子宫从月经排出，给了邪气一条外出的道路，邪气能排出，肿瘤自然就会慢慢消除了。所以，所谓的精确定位，其实就是要准确地找到邪气排出的道路啊。

其实对于邪气流注排出的道路，中医早就有了很深刻的认识。比如《黄帝内经》中记载有："肺心有邪，其气流于两肘；肝有邪，其气留于两腋；脾有邪，其气留于两髀；肾有邪，其气留于两腘。""太阳为开，阳明为阖，少阳为枢。""太阴为开，厥阴为阖，少阴为枢。"后人把开枢阖理论进一步发展为五脏别通理论，指出："手太阴肺经与足太阳膀胱经别通；足太阴脾与手太阳小肠经别通；手少阴心经与足少阳胆经别通；足少阴肾经与手少阳三焦经别通；足厥阴肝经与手阳明大肠经别通；手厥阴心包经与足阳明胃经别通。"这些列举出来的通路虽然不是非常精准，但是目前在我们对具体肿瘤的具体排邪通道还知之甚少的情况下，仍不失为指导肿瘤临床治疗的一条金光大道。所以，我们看到老师根据五脏别通理论"肝与大肠通"的思想，运用通大肠以排肝浊的思路来治疗肝癌，临床获得比较理想的效果。

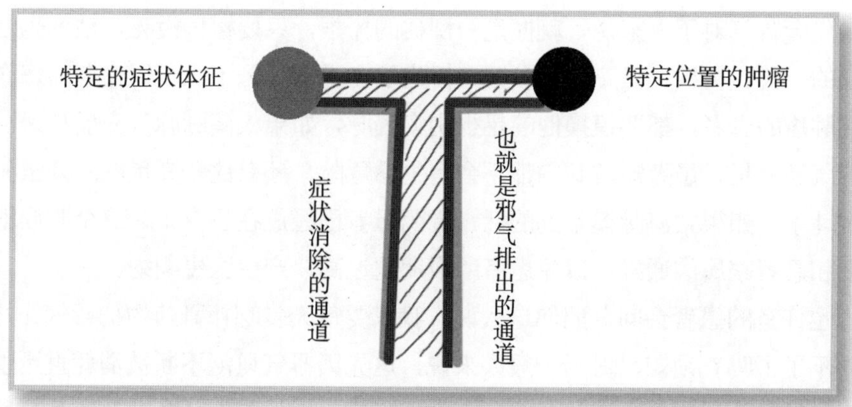


**给邪气以出路**

是不是打通肿瘤邪气排出的道路就行了呢？当然不是，肿瘤邪气深重。一方面肿瘤邪气排出需要消耗正气，另一方面，邪气外排是个缓慢的过程，可能需要几个月，也可能需要几年。所以，患者的正气很重要。只要正气还在，就有和肿瘤斗争的资本。事实上，有相当部分的肿瘤患者不是死于肿瘤或者肿瘤引发的并发症，而是死于手术或者药物攻伐导致的正气衰竭。

## 启动内心的力量

那么这个正气来源于哪里呢？

首先，最强大的正气来源于人的内心！（具体请参看“附：癌症患者应如何调整心态”）中医以气化的眼光看待事物，讲的是同气相求！一个内心灰暗、邪恶的人，身体就会招来自然环境中的邪恶黑暗之气。一个情绪低落、充满怨气的人，同样也会聚结负面的能量。我们有时会看到来看病的患者一脸的怨气，仿佛他的病都是别人给的一样。这样的心态，怎么能看得好病呢？而当你内心具有浩然正气，具有乐观积极的心态的时候，自然界的一切正能量都会向你靠拢。这邪气在你身上就根本没有躲藏之处。所以佛说，世界上最强大的药是“药王”，他就在你的心中，可惜很多人都不知道。

## 减少先天精气的消耗

其次，正气还来源于人体先天之气和后天之气。这先天之气就是肾气，后天之气就是脾胃化生之气。

先天肾气对于人来说，就像是一棵树的树根，只要树根没死，枯木也会有发芽的一天。树根一旦腐烂，参天大树也要立马枯萎倒下。所以，老师每次看恶性肿瘤的患者，都要摸摸他的足少阴太溪脉，如果太溪脉脉气充盛和缓，说明肾气还充足，患者短时间内都不会有生命危险，还有比较充足的时间去和肿瘤做斗争。如果太溪脉摸不到的话，说明患者已经危在旦夕了，这个时候就一定要和患者家属沟通好，以免患者所报期望过高，产生医患纠纷。

也许有的患者会问，照你这么说，我只要每天多吃补肾药物把肾气补好不就死不了了吗？须知，对于一般人来说，这先天肾气只能不断被消耗直至生命结束，是无法通过后天来补充的。人生下来后，无论吃的什么，补的都是后天之气。只有完全清净达到“无物无我”的人，才能“无中生有”，化后天之气为先天之肾气。有些恶性肿瘤患者知道自己的病情后，什么也不想，就一心地坚持跑步，或者坚持游泳，或者坚持种树种菜，经过一年两年后，肿瘤自然消失了！这正是他们达到了“无我”状态的原因啊。“无我”不是每个人都能做到的，所以对于一般的肿瘤患者来说，要静心，减少杂念和欲望，同时生活饮食要规律，尽量减少先天肾气的消耗，才是可行之道。

## 保护后天之气

既然先天之气无法补充，后天之气就显得尤其重要。脾胃是后天之本。后天之气要靠脾胃化生，同时人体内的邪气和代谢垃圾大部分都要通过肠道排出。脾胃功能好，能吃能喝能拉的患者，相对就容易治疗。所以，凡是恶性肿瘤患者，老师都要摸摸足阳明经趺阳脉位置，以了解患者脾胃情况。治疗肿瘤疾病，老师非常注意保护脾胃，补益脾胃的四君子汤是老师治疗肿瘤病用得最多的方子。老师常常告诫我们：“治疗肿瘤病，要死守脾和肾。只要脾胃不败，肾气未尽，就还有希望。所以在用药的时候，一定要注意保护好脾胃。用药遣方要根据四诊资料辨证，只要辨证准确，平凡的方子也能治好肿瘤，有人就用香砂六君子汤治愈过肺癌患者。不能一看到肿瘤患者，就用芒硝、大黄，或者把白花蛇舌草、白英、红豆杉、雷公藤等所谓的抗肿瘤药都堆上去用，这样大攻大破，不但对肿瘤治疗无益，还会损伤脾胃，加重病情。”

那么，中医治疗恶性肿瘤，临床到底应该怎么样操作？

中医治疗肿瘤，要站在理论的高点上，不能眼里只看见局部的肿瘤，却不见整体的气血。要从大局掌握肿瘤的治疗思路，就要明白中焦肝脾胃和肠道的相互关系。具体如何理解，请看下文。

# 46

# 肝与脾胃的关系：脾胃浊气能传于肝

一个 42 岁的女性患者，月经先后不定期，同时疲倦易累，左侧腰部肌肉疼痛，左侧胁下部位刺痛。

## 瘀血是果，不是因

老师诊毕后，很肯定地对患者说："你的病是因为脾虚水湿太盛，湿浊排不出去，阻住了肝脏经络，肝气不通导致的。"

听到老师这么确信的口气，我也凑过去看。患者的舌苔白滑，舌下静脉曲张明显。脉象右手脉偏上越，双关脉都郁，但是右关脉气濡弱，左关却显得弦偏硬。右关郁而濡，结合舌苔白滑，说明脾虚水湿之气很重。左关脉弦结合舌下静脉曲张，提示肝经气滞血瘀。由此可见，患者左侧胁下刺痛是由于肝经瘀血引起的，老师怎么说是湿浊堵住肝经引起的呢？

老师解释说："肝经血瘀引起胁下刺痛是没错。但瘀血是果，不是因。我们临床常常说肝木克脾土，很多人都知道，但是更要知道，肝气既然能行于脾土，脾土之气当然也能传于肝脏。这个患者肝经之所以会出现气滞血瘀，是由于脾经水湿太盛，脾虚无法运化，逆传到肝经，影响肝气的运行导致的。这种情况，水湿不除，再怎么活血化瘀效果也不好。另一方面，脾虚气血生化不足，血不养肝则肝也会郁而导致血瘀。所以，这个患者胁下刺痛以及舌下静脉曲张都是脾虚湿盛导致的。"

老师告诉我们，导致瘀血的原因很多，脾虚湿盛可以导致血瘀，外伤坏血停留可以引起血瘀，气虚可以导致血瘀，血虚也可以导致血瘀，痰浊水湿也可以导致血瘀。老师还讲起有一次，他看一个患者，舌下静脉曲张得非常厉害，摸两手脉脉气很弱，老师予大力补气为法治疗，并没有加什么活血的药物，患者吃完几剂药后回来复诊，舌下静脉曲张竟然完全消退了！这提示我们治疗瘀血证的时候，要找到导致瘀血的原因，有针对性地治疗。不然的话，仅仅活血化瘀效果往往不理想。

老师随后开方：

| | | | | |
|---|---|---|---|---|
| 茯　苓 30克 | 白　术 20克 | 党　参 30克 | 炙甘草 8克 | 炒薏米 40克 |
| 泽　泻 30克 | 肠六味（火麻仁 20克、猪甲 5克、艾叶 5克、苦参 5克、鸡矢藤 30克、红藤 20克） | | | |
| 郁　金 30克 | 青　皮 20克 | 川楝子 15克 | 延胡索 15克 | |

方中用四君子汤健运脾胃，化浊生血，用炒薏米、泽泻、肠六味泄水湿。用郁金、青皮、川楝子、延胡索疏肝理气，活血止痛。

开完方后，老师又跟我们解释说："用四君子汤或者八珍汤的时候，茯苓和白术的用量是有讲究的。因为茯苓渗利能令气机下行，白术升清，能令清阳上升。所以右脉偏上越的，是肺胃下降不足，茯苓用量要大于白术，反之则是脾阳上宣不够，为土不生金，患者多会出现口干，皮肤干，咽干咳嗽，这时候白术用量就要大于茯苓。"

我们点点头。原来这看似普普通通的药量加减中，也大有玄机啊。

## 延胡索也能治腰痛

我飞快地把老师讲的东西记录下来，同时把方子也认真抄录在案。在抄方子的时候，我一转念："患者腰痛，应该也和脾虚湿重有关，这个时候能不能用肾着汤呢？"

老师回答道："这个患者用肾着汤应该也会有些效果。但是典型的肾着汤症状是腰部一圈疼痛，伴有沉重感，就像腰上挂了很多铜钱一样的感觉。这个患者腰痛偏向一侧，在肝经的走行路线上，所以用除湿药再加延胡索效果就会更好一些。"听老师这么一说，我猛地想起以前给一个同事看病。她咽痛声嘶找我看，吃了药以后效果比较理想，就想让我给她调理一下身体，把她的腰痛也治一治。原来她腰一侧疼痛，吃了不少药，效果不是很好。我一看她心情比较抑郁，同时腰痛只是固定的在一侧，就在辨证的基础上给她用了大量的延胡索。结果，她吃了药以后，腰痛居然好了，她不敢相信地跟我说："以前以为延胡索只能用于治疗胃痛，没想到还能治腰痛，效果还这么好。"

所以，老师开的这个方子，看似简单，其实包含了不知多少知识和经验在里面。若不是久经沙场，又怎能做得到呢？

这正是：

东方色青主肝木，
中间色黄为脾土，
肝脾同居中焦处。
肝气疏泄助脾运，
脾胃运转气血生，
四方浊气随之化。
气血旺盛肝得养，
浊气传化肝得疏。
脾虚湿盛抑肝气，
肝气不疏瘀血生。

# 47

# 肝与脾胃的关系：肝气既能疏土，其邪亦能传于土

一个广东来的52岁的男性晚期肝癌患者，头晕，口苦，胃胀，肝区疼痛，大便次数多，眼睛分泌物多，小便黄。

老师诊毕后示意我们摸患者的足少阴太溪脉和足阳明趺阳脉。我过去一摸，趺阳脉很弱，太溪位置怎么也感觉不到脉气。老师见状也过来细细地摸了好一会儿。然后，老师对患者说："你阳气不足，湖北这里太冷不适合你，对你的病情不利，你还是回广东当地去调养吧。"

我心里清楚，老师这么说是因为患者太溪脉摸不到，加之肝癌晚期病情发展十分迅速，老师觉得患者时日可能不多了，是想让患者回家好准备后事。但话又不好跟患者直说，只能这样来劝他。

患者很为难，他说老远过来找老师，希望老师开几剂药看看，过几天再说。

老师说："你的病很重，我也没有把握，就怕耽误你的时间。"

患者告诉我们，自己也知道病情很重，西医都已经无计可施了，所以治得怎样都不会怪老师。只是觉得即使还有一线希望都要努力争取，希望能通过中药调理，让自己剩余不多的时间里，过得舒服些，能多活一天就是一天。

## 见肝之病，知肝传脾，当先实脾

老师听患者这么说，也不推辞了，沉思后处方：

| | | | | |
|---|---|---|---|---|
| 茯　苓30克 | 白　术20克 | 党　参30克 | 炙甘草8克 | 附　子10克 |
| 大　黄10克 | 玄　参20克 | 牡　蛎20克 | 穿破石80克 | 丝瓜络20克 |
| 橘　络10克 | 桑白皮15克 | | | |

处方整体平淡，没有用什么特殊的药物。患者吃完3剂药后回来复诊，他很高兴地告诉我们，所有症状都减轻了，人也觉得轻松舒服了很多。

老师说："症状虽然减轻了些，但是不代表病情有好转。对你的病我还是无能为力的。"

患者表示理解，"症状能减轻，生活质量能提高，已经很满足了。"他说。

后来，我们请教老师，为什么这么平淡的方子会有这么好的效果？

老师解释说："方子虽然平淡，但是思路很有针对性。《金匮要略》讲：'见肝之病，知肝传脾，当先实脾'，所以方中用四君子汤（茯苓、党参、白术、炙甘草）首先把脾土护住。脾土居中，受盛运化水谷，后天之气全依赖脾土化生。同时脾土还受盛运化毒邪，人体浊气大部分都要依靠脾胃运转后从肠道排出，所以治疗肿瘤，健运脾胃十分的重要。"

“足厥阴肝经与手阳明大肠经别通。方中用大黄与附子通肠道，将肝经邪气从肠道排出。”

“丝瓜络、橘络善入手足少阳经，入三焦及肝胆，理气通络。金克木，所以用桑白皮泄肺金敛降之气，以扶助肝木疏发之气。水生木，所以方中用玄参、牡蛎引上焦之气下归于肾，滋养肾水以生肝木。当然，肝藏血，所以，也可以稍加点当归补血养肝，但是不能加太多，否则会加重肝脏经络的郁滞。”

方中，穿破石的叶吃起来味道辛而雄厚，嫩枝直长色黄，枝多细刺，根色金黄，根蔓生长力极强，能穿通石头。它善于入脾胃与肝胆，通肝胆经络血脉的力量强大，而且，它的根折断后，浆汁色白而浓，因此有补益之效果。民间常用它来治疗劳伤。记得去年春季有个过来学习的朋友，他有比较严重的胆囊炎，以前每到春季，就一定会发作引起胁肋部疼痛，他过来后用穿破石泡水喝，胆囊炎就一直没发作过。可知这穿破石是治疗肝胆疾病的良药。

二诊，老师在原方基础上加当归 15 克，让患者继续吃。过几天后患者复诊，跟我们说感觉身体情况进一步好转，吃药后放屁多，肝区疼痛减轻。

可见方子虽然平淡简单，但是对肝脏照顾周全，所以效果好。

# 48

# 肝与胃肠的关系：肝与大肠别通，肝浊从肠道排

一个 54 岁的男性患者，胸闷，腹胀，头皮及脸上有麻木感不适，右侧胁肋部疼痛，腰部酸痛，睡眠差，难入睡，大便黏而少，每次排便时间长达 20 分钟左右。

老师诊毕后转过头来跟我说："你给他看看该怎么辨证。"

我过去给患者把脉，发现他双关脉郁，左寸脉浮取不得。再看舌头，舌质淡，舌体胖大有齿痕，舌苔白腻，舌根苔厚浊，舌下静脉曲张明显。

我说："患者左寸脉浮取不得，舌根部苔厚浊，结合他大便黏而少，排便时间长，说明肠道不通。双关脉郁是肝郁脾虚的表现。而患者舌质淡胖，苔白腻，说明脾虚比较严重。"

老师点点头，问道："那么他舌下静脉曲张是怎么回事呢？"

"肝郁脾虚，中焦气机不转，肠道不通，就会导致气血郁滞，舌下静脉就会曲张。"这回我可不会搞错了。

## 肝胆疾病甚至各种恶性肿瘤，都和胃肠有很大关系

"那患者右侧胁肋部疼痛是怎么回事呢？"这时候旁边的张宇问道。

老师耐心地解释："一方面足厥阴肝经与手阳明大肠经相别通，肠道不通，肝经浊气不能通过肠道排出，肝气就会郁结。另一方面，肝木克于脾土，肝气行于脾胃行使疏泄职能。但是现在脾虚湿气太重，脾土被水湿困结，肝木无法行其疏土之职，也会导致肝郁。肝郁气滞，当然就会出现胁肋部疼痛。"确实，肝和脾胃同居中焦，且肝气通于肠道，所以临床上不少胁肋部疼痛等肝胆疾病甚至各种恶性肿瘤，都和胃肠有很大关系。善于手诊的医生看到患者手掌鱼际部位郁红得厉害的话，就知道患者的肝脏有问题。这是因为鱼际部位代表人体下焦肠胃，鱼际郁红，说明肠道瘀积有热毒，热毒郁久了就会传导到肝脏，肝脏就会出问题。

"心者，其华在面。肝郁肝气不疏，木不生火，心气就会不足，不能荣养面部，所以患者面部有麻木感。而足厥阴肝经及足阳明胃经都通过胸部，肝胃气滞，胸部经络不通畅，就会出现胸闷不舒的感觉。这种情况女性患者尤其多见。"老师继续解答道。

"那治疗用什么方子呢？"

"双关脉郁，用逍遥散。"我答道。

老师没说话，低头开始处方：

| | | | | |
|---|---|---|---|---|
| 肠六味（猪甲5克、红藤20克、鸡矢藤30克、火麻仁20克、艾叶5克、苦参5克） | | | | 鬼针草30克 |
| 胡黄连5克 | 炒白术100克 | 炒神曲15克 | 炒麦芽20克 | 炒山楂30克 |
| 丹　参30克 | 羌　活3克 | 香　附20克 | 郁　金30克 | 木　香40克 |
| 穿破石60克 | 红参须20克 | | | |

开完方后，老师给我们解释："方中用肠六味、鬼针草通肠排浊。白术健脾化湿，大剂量使用对脾虚湿重引起的大便不畅效果好。湿浊停留肠道会化热，大便就会变得黏而不爽。这时候用苦味的胡黄连能刮除黏腻的湿浊，治疗大便黏腻不爽疗效确切。针对左关脉郁、舌有齿痕、舌下静脉曲张，用香附、郁金疏肝解郁。针对右关脉郁，用木香理三焦气机，用炒神曲、炒麦芽、炒山楂运转中焦，中焦运转，瘀浊痰湿都能运化掉，再通过肠道排出。用穿破石活血化瘀。用红参温养心气，丹参养心血通心脉，羌活化湿升阳而能宣心阳，这样心脏功能正常，就能推动气血运行，浊邪排出。"

## 百补不如一通

患者临走的时候问老师："我的腰酸痛是不是肾虚？能不能吃点狗肉之类的补品补补身子？"

老师说："你腰痛是由于肠道浊气不降，导致下焦清阳不升引起的。你要多吃青菜，少吃肉，不能吃补品，这样肠道才能通透，浊气才能排出。要不然，吃进去的补品都堆在肠道里变成垃圾排不出去，浊气就会由肠道逆传到五脏尤其是肝脏，这样子迟早会得肿瘤的。"

确实，百补不如一通，山珍海味虽然可口，却不如青菜萝卜健康。我们何苦要杀这么多动物来满足自己的口舌之欲呢？！

过了几天后患者回来复诊，告诉我们吃了药以后人觉得舒服多了，各种症状都有减轻，每天排气很多，大便也很通畅，但是大便很黏。

老师问患者："大便黏是很费手纸才能抹干净呢还是黏马桶？"

患者告诉我们，大便通畅不费手纸，但是拉出来的大便黏在马桶上很难冲得掉。

老师说，大便黏马桶不黏屁股，这就是体内痰湿浊气排出的表现。

正是：

厥阴阳明气相同，
肝与大肠相别通。
肝脏疏通大肠气，
肠道排出肝脏浊，
肠若不通邪传肝，
邪盛肝郁肿瘤生。

细心的你也许会问：在老师以往的书里面，多次提到双关脉郁，肝郁脾虚，用逍遥散。但这个患者为什么不用逍遥散呢？欲知答案，请继续往下看。

# 49

# 中焦运转的重要性：从中焦之轮来解读逍遥散

逍遥散出自《太平惠民和剂局方》，由柴胡、当归、白芍、茯苓、白术、生姜、炙甘草、薄荷八味药物组成，是治疗肝郁脾滞证的代表方。老师常常在见双关脉郁，中焦郁滞的情况下使用。

但是逍遥散方中的药物看起来平淡无奇，它怎么能担当得了运转中焦这个重任呢？

老师告诉我们，肝胆和脾胃同居中焦。中焦是气机上下、出入的枢纽。少阳为枢，也是气机升降出入的枢纽。肝脾功能不能正常运行，中焦运转就郁滞，中焦郁滞表现在气分的时候就以少阳气郁为主。逍遥散方中针对左关郁用当归、白芍养肝血，肝血得养，肝气自然就能疏发。针对右关郁用茯苓、白术健脾化湿。这两组药物能使肝脾功能运行，中焦左右两个轮子就能转动起来。方中炙甘草一方面色黄味甘能补脾胃，与茯苓、白术同用有四君子之意（因为中焦气郁，因此去人参而不用）。另一方面甘草与白芍同用有芍药甘草汤之意，能缓肝之急（肝为刚脏，气郁不得宣，必发急而人易怒）。方中柴胡领诸药入于少阳气分，其与薄荷、生姜共用，开散少阳气分郁结，宣发阳气。而生姜色黄味辛香，善入中焦，是醒中焦气、祛中焦邪的要药。薄荷轻清柔和，透气达表，与肝体欲得柔，肝气欲得宣的气化特点最为相合。

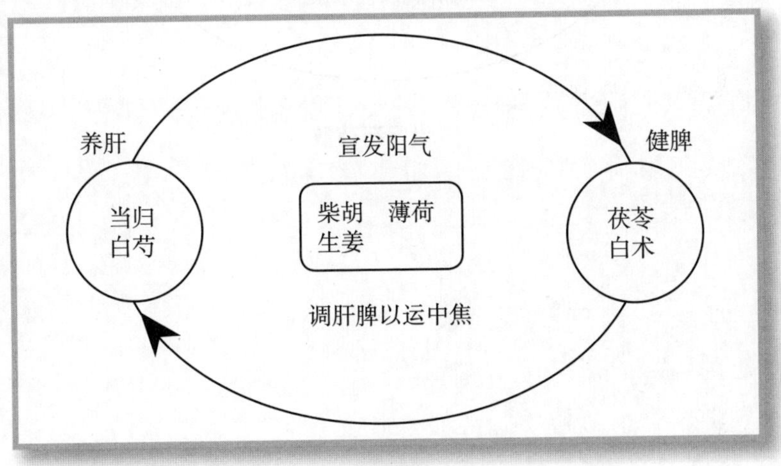


**逍遥散**

所以，逍遥散全方调肝脾以运中焦，适用于双关脉郁，肝脾脏腑功能减退，少阳气机不利，邪气不重，郁热不深的病证。同为双关脉郁，如果中焦邪重，阳气郁闭于血分，这时要用升降散才行。

## 当归芍药散也能调中焦

其实，经方当归芍药散也包含了调肝脾以运中焦的思路。当归芍药散出自《金匮要略》："妇人腹中诸疾痛者，当归芍药散主之。"方子由当归、白芍、茯苓、白术、川芎、泽泻六味药物组成。临床常用于水瘀互结导致的腹部肿痛和包块。方中当归、白芍养肝，茯苓、白术健脾化湿，川芎入于血分，化瘀升清，泽泻入水道泄水浊。六药合用，中焦运转，水瘀分消。

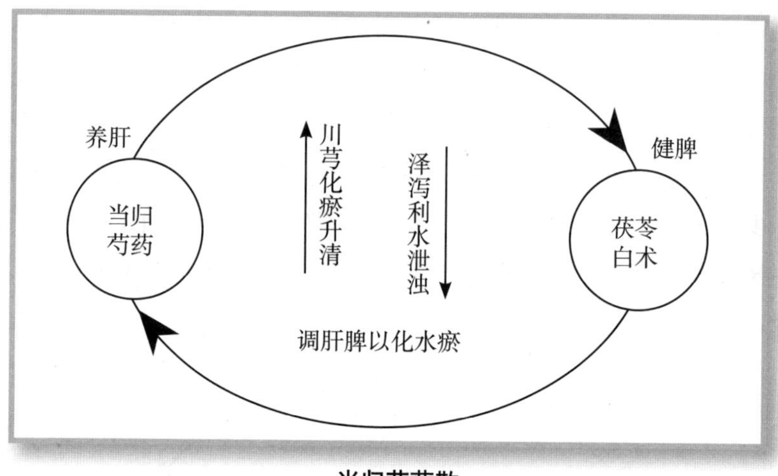


当归芍药散

# 50

## 中焦运转的重要性：为何不用逍遥散？

一个35岁的女性患者，月经周期不规律，腰酸，腹胀，四肢怕冷，睡眠差，难入睡，脸上时时长红疮，伴痒痛。

老师诊毕后问她："最近是不是有什么不开心的事情啊？"

患者回答说："是的，最近做生意有些不顺利。"

过去摸她的脉，发现她双寸脉不足，左寸浮取不得，双关脉郁，脉气偏弱，给人一种沉闷疲倦的感觉。再看舌头，舌淡苔白，舌根部苔厚浊，舌下静脉曲张。这是肝郁脾虚，心气不足，小肠不畅。肝郁冲气不和，因此月经不规律。脾虚中焦不转，因此腹胀。心气不足，小肠不通，加上肝郁，以致阳气不宣，因此四肢怕冷。心者，其华在面。小肠不通，心经浊气停留，脸上就会长疮。我心里思索着，这种情况应该用补气药加肠六味和逍遥散。

老师并没有用逍遥散，而是处方如下：

| | | | | |
|---|---|---|---|---|
| 香　附 20克 | 郁　金 30克 | 玫瑰花 10克 | 丹　参 30克 | 石菖蒲 10克 |
| 肠六味（猪甲 5克、红藤 20克、鸡矢藤 30克、火麻仁 20克、艾叶 5克、苦参 5克） | | | | 桔　梗 12克 |
| 枳　壳 12克 | 木　香 20克 | 红　参 20克 | 银杏叶 20克 | |

方中香附、郁金、玫瑰花理左路肝经之气，桔梗、枳壳、木香理右路脾胃之气，两者同用运转中焦气机。红参、银杏叶补益心气，丹参、石菖蒲开心窍，通血脉。肠六味通小肠气，两者调动心与小肠气机循环。诸药同用，使得郁结的浊气从肠道排出。

## 逍遥散证脉象特征

“为什么不用逍遥散呢？”我向老师提出了心中的疑问。

老师解释道：“逍遥散用于肝郁脾虚证，与香附、郁金和桔梗、枳壳、木香同用治证，还是有一些细微的区别的。”

“脾虚水湿不化，水湿就会下渗。肝郁气机不疏，肝气就会偏下沉。逍遥散整体偏于疏发宣散，偏于升提气机，因此肝脾不调逍遥散证，气机整体偏下沉，脉象在双关脉郁的同时，郁脉会向关尺间下探一些，就像关尺间有东西一样。”

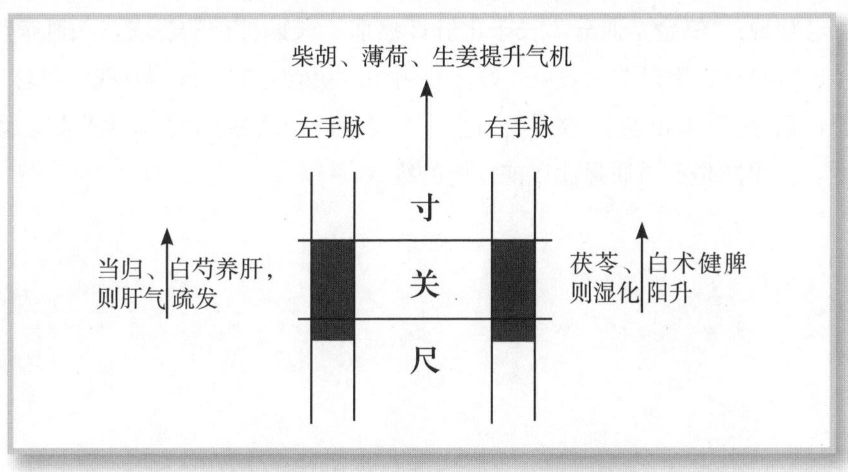


逍遥散证脉：双关脉郁同时向尺部下探

## 郁金、香附治证脉象特征

“而郁金质地坚实而重，药力下行力量较强，因此郁金、香附疏肝理气，活血散结，用于肝气郁结较重且气机偏于上亢的情况较好。脉象可见左关脉郁的同时会向寸关部上探一点。桔梗、枳壳、木香同用时，桔梗、枳壳开通胸膈气机，则上者可下，下者可上，木香长于理三焦气机。因此，桔梗、枳壳、木香这个搭配，凡是中焦郁滞严重者，无论气机是偏上还是偏下，都可以应用。”

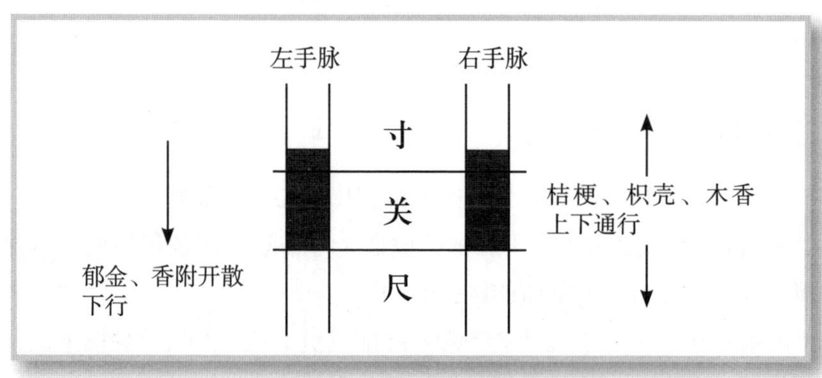


**郁金、香附治证脉象**

但是老师每次用郁金的量都是 30 克，“这个用量是不是大了点？”我问老师。

老师说：“郁金走血分，长于化肝经瘀血。长期抑郁的患者，关脉郁得厉害，这时候郁金用量要大效果才好。我用 10 克 20 克的时候，发现效果总是不理想，后来加到 30 克，效果就好多了。以前，人们用量小效果也好。现在不行。有可能是药材质量比以前差些的缘故。”

# 51

# 中焦运转的重要性：中焦运转则瘀浊毒气均能化

一个 78 岁的老爷爷，每天夜晚十二点开始就要解大便，而且要拉三四次，每次都有拉不干净的感觉，夜尿也多。

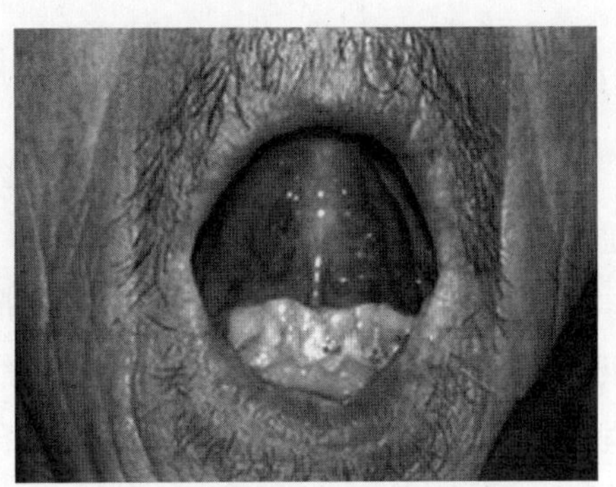

舌下静脉瘀曲严重 （见彩图55）

老师诊毕后告诉我们，老爷子的病因是湿热太重导致的。我们都过去给老爷子摸脉。老爷子脉沉，弦硬，有力，左寸脉沉弱，右尺脉不足。再看舌头，舌质红，苔白腻，舌下静脉曲张非常严重。

“这个患者脉症应该怎么分析呢？”我问老师。

老师解释说：“脉沉弦有力是湿热在里的表现。夜晚十二点是足少阳胆经当令，湿热困结三焦，胆经不能行其疏发向上之职，疏泄之力反而下行于大肠，因此，每到十二点患者就会解大便。大便次数多，又拉不干净，说明小肠气不通。湿热困结，水气不化，因此夜尿频数。脉弦硬而不柔和，是土气不足，脾胃虚弱导致。左寸弱而右尺不足，说明阳气虚弱。舌下静脉曲张明显说明瘀滞很严重。”

老师随后处方：

| | | | | |
|---|---|---|---|---|
| **肠六味**（猪甲5克、红藤20克、鸡矢藤30克、火麻仁20克、艾叶5克、苦参5克） | | | | **鬼针草** 20克 |
| **茯　苓** 30克 | **白　术** 20克 | **炙甘草** 8克 | **党　参** 30克 | **炒神曲** 15克 |
| **炒麦芽** 20克 | **炒山楂** 30克 | **炒鸡内金** 20克 | **桂　枝** 15克 | |

方中用四君子汤健运脾胃，用焦三仙（炒神曲、炒麦芽、炒山楂）、炒鸡内金消食化胃肠积聚，其中鸡内金除了擅长消磨脾胃积聚以外，还能收涩小便，临床用于脾虚湿重引起的尿频，效果很好。曾经有患者向我反馈说，她平时尿频严重，一喝水就要去小便，她后来自己用鸡内金磨粉冲水喝，尿频马上就得到控制了。方中用肠六味、鬼针草通肠祛浊，其中鬼针草还长于祛下焦湿热。用桂枝温通之力，推动药力运行。

## 焦三仙，平淡中出神奇

“但是患者的舌下静脉曲张得这么厉害，为什么不加三棱、莪术之类的活血化瘀药物呢？”我问老师。

“这个患者脾胃之气不足，要先把脾胃扶起来以后才能化瘀。而且方中用四君子汤加焦三仙和炒鸡内金运转中焦气机，中焦运转，则脾土能行其化物之职，脾胃的各种气郁、瘀血、痰浊、食积甚至肿瘤毒气都可以运化掉，从肠道排出，这个时候，即使不用活血化瘀药物，瘀滞也能消除。”

“所以，焦三仙看起来很平淡，但是如果用得好的话，确实能解决大问题。很多重病大病都是从胃肠病变开始慢慢演变而来的。因为各种原因或者受寒或者伤食或者内伤情志等导致胃肠气机郁滞，浊气停留不能排出，逆传五脏，久而久之，就会导致肿瘤这些重疾的发生。焦三仙能化除胃肠各种积聚，相当于胃肠的清道夫。所以，即使药性平和，也能担当大任。”

后来回到住所，我仔细地查阅焦三仙的资料，发现这焦三仙的确是平淡中蕴涵神奇，不可等闲视之。

焦三仙中山楂味酸微甘，能消饮食积聚，尤其擅长于消化过食鱼肉油腻食品导致的积聚。同时它皮赤肉红黄，能入血分化瘀血而治各种癥瘕肿块。神曲为辣蓼、青蒿、杏仁等药加入面粉或麸皮混合后经发酵而成的曲剂。《药性解》谓其能：“调中止泻，开胃消食，破癥结，逐积痰，除胀满。”其功专于消

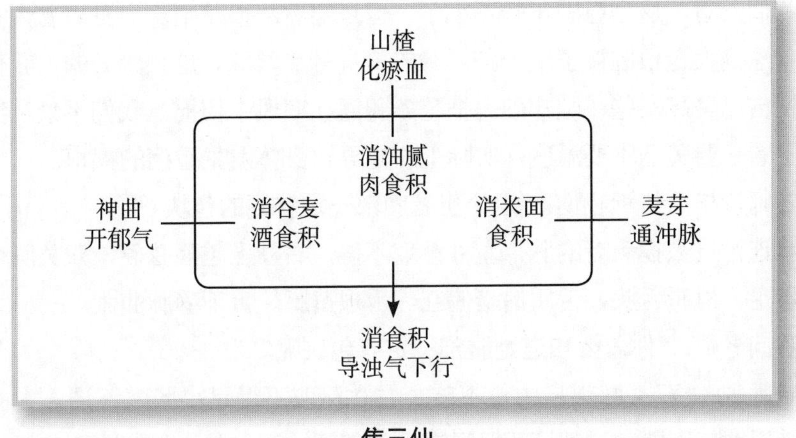


**焦三仙**

化谷麦酒积，而且它经由发酵而成，所以又能解气郁，除腐气，善祛除由于瘀积腐败产生的热毒之邪。麦芽味甘，能温中下气，开胃健脾，化宿食，除胀满，消痰痞，长于消化过食米面导致的积聚。而且麦芽还能开通冲脉之气，从而能打开浊气下行的道路。因此，这三个药物同用，基本上所有由于饮食导致的积聚都能化除，当然，由于饮食聚积导致的浊气也一样能祛除。而且，三药药性平和，不伤正气。若与四君子、肠六味同用，则中焦胃肠气机运转，一扫胃肠浊气。

# 52

# 肠道与肿瘤的关系：肠闭则浊生

一个45岁的女性患者，因患胃癌行手术切除胃约四分之三，术后已有约两年，平时感觉头痛、头晕。患者慕名而来，想找老师调治身体，预防肿瘤复发。我们一看，这个患者年龄不小了，但是穿着却很花哨。上身裹着大衣，下身穿着短到大腿根的裤子配一条薄薄的紧身裤和丝袜。这大冷天的，我们都巴不得把自己裹严实些，她却硬是把整条腿露在寒风中招摇。我们不禁苦笑，这表面上看是要美丽不要温度，实际上却是导致身体发生重病的祸根。

老师诊毕后告诉我们："这个患者腹部一定有硬的包块。"

我连忙过去摸患者的脉，左寸浮取不得，右寸上越而弦硬，双关脉郁，双尺脉不足。再看舌头，舌质偏暗偏红，舌根黄腻。舌下静脉曲张。

我问老师："你怎么知道她腹部一定有包块呢？"

老师说："双关脉郁是中焦不转，左寸浮取不得是小肠气不通，右寸脉亢越是肺胃浊气不降。这就证明肠道有浊邪停留。双尺脉不足表明下焦肠道气血虚少。肠道浊气重，正气又不足，浊气当然就会聚而成为包块甚至肿瘤。"

然后，老师叫患者躺在凳子上，让我们都去摸患者的腹部。我过去一摸，她腹部肌肉浅层松软，但在双侧天枢穴位置按下去都可以摸到像石头一样硬邦邦的包块，压痛明显。

天枢穴是一个重要的位置，《黄帝内经》说："天枢之上，天气主之，天枢之下，地气主之。"顾名思义，天枢穴就是沟通身体上下阴阳的枢纽，能反映中焦运转的情况。

我发现很多肿瘤患者在天枢穴位置都能摸到包块。这是怎么回事呢？

老师解释道："这是因为人体长肿瘤，绝大部分都和中焦有关系，都是因为脾胃肠道不通，浊气不排，郁闭阳气，化生痰热浊气，内传五脏，慢慢地发展加重导致的。"

"这个患者要先扶助脾胃，让中焦运转，肠道排浊。然后再慢慢补益精气。"老师边说边开始处方：

| | | | | |
|---|---|---|---|---|
| **生麦芽** 60克 | **炒麦芽** 60克 | **炒神曲** 15克 | **炒山楂** 30克 | **茯　苓** 30克 |
| **白　术** 20克 | **党　参** 30克 | **炙甘草** 8克 | **附　子** 10克 | **大　黄** 10克 |
| **珠子参** 10克 | | | | |

方中用四君子汤（茯苓、白术、党参、炙甘草）健运脾胃，用焦三仙（炒麦芽、炒神曲、炒山楂）加珠子参消积攻坚，两者同用运转中焦。大剂量使用生麦芽、炒麦芽通冲脉之气，使浊气能下行。用大黄、附子泄浊。

## 神奇的麦芽

老师常常用生麦芽、炒麦芽治疗各种重证难证，取的是麦芽有回乳之力。妇人有乳是因为气血聚于胸部不从冲脉下行，所以妇女哺乳的时候都是没有月经的。麦芽能开通冲脉，令气血下行，所以能回乳。老师利用麦芽这个特点，常用麦芽配合八珍汤、川牛膝、益母草治疗妇女血少经闭，疗效不错；用麦芽治疗上焦浊气不降导致的甲状腺肿瘤、垂体瘤、肺部肿瘤等，效果也很好。因为生麦芽能发芽，其芽能穿过石头缝，因此生麦芽降中有升，以升为主，升发力量强；而麦芽炒了以后，种子没有了发芽的力量，因此只降不升。老师把生麦芽和炒麦芽同用，一升一降，使气机升降循环。同时，因为麦芽药力平和，量少则无以治重疾，所以老师用量都很大，通常用量都是生麦芽 80 克，炒麦芽 80 克。

“六腑以通为用。临床防治胃癌，在补益脾胃同时一定要让胃气能通降，不然的话，补益药物反而会助长邪气。”老师告诉我们。

## 衣着暴露招疾患

这个患者临走前问老师：“平时要怎么做才能预防肿瘤复发呢？”

老师提高声音对患者说：“首先你要知道肿瘤是怎么来的。像你这样子穿衣服，下焦肠道受寒，肠道被寒气闭住，身体的浊气就排不出来，肿瘤迟早都会复发的。”

这正是：

下肢暴露肠受寒，肠寒络闭肿瘤生。

各位女士，为了你们的健康，平时要注意腿部保暖才行。

“还有，你要改改脾气，平时要孝敬父母，不要顶撞你妈妈。不然，你的气机降不下来，以后就容易得甲状腺肿瘤、乳腺肿瘤以及头部肿瘤。”

患者表示很惊讶：“你怎么知道我和妈妈关系不好的？”

老师说：“你的脉象摆在这里，我当然能知道。”

老师是怎么通过脉象来判断的呢？其实我们也很想知道。

老师转过头来向我们解释说：“人的脉象，寸脉主人体上焦，也主人事中的长辈和上级。患者右寸脉弦硬，可知道她性格刚强，脾气大。右寸脉上冲，可知她平时爱顶撞长辈。脉左主男，右主女。这就说明她平时和女性长辈有冲突。”

# 53

# 脾胃与肿瘤的关系：平治肺癌之守中气为先

一个 43 岁的男性患者，患肺癌在医院行化疗治疗，但是越治疗人越不舒服，于是在还剩下最后一次化疗的时候放弃了，专程从外地来找老师调治。来的时候病情稳定，无咳嗽咳痰，就是觉得前胸部牵扯样疼痛，后背及肩膀胀闷疼痛不适。

患者吃完药后回来复诊，老师把脉后说："还可以，病情有些好转了。"

患者高兴地告诉我们说："是的，吃了药以后人觉得舒服多了，前胸及后背部的疼痛也减轻了。"

## 怎样从脉象判断肿瘤病情变化

我很好奇地问老师："从脉象上怎么判断病情的变化呢？"

老师告诉我们："大凡恶性肿瘤，邪气都很盛。邪盛日久则正气消耗，因此恶性肿瘤患者多数同时还有正气不足。所以凡是见到脉象越来越大，越来越有力，就表示是邪气更盛，病情加重。凡是见到脉象变得比原来弱，比原来小，就是邪气减轻，同时正虚的真面目显露，这是病情好转的表现。还有一种情况是，如果脉无根，尺脉沉取不得，或者是太溪脉摸不到了，则说明病情加重。"

## 治疗肿瘤如打仗，要把根据地建设好

老师让我们把上次的处方找出来参考。我们找来一看：

| | | | | |
|---|---|---|---|---|
| 茯　苓 30克 | 炒白术 20克 | 炙甘草 10克 | 党　参 30克 | 炒山楂 30克 |
| 炒麦芽 30克 | 炒神曲 15克 | 川　芎 10克 | 熟地黄 30克 | 当　归 20克 |
| 白　芍 25克 | 木　香 20克 | 黄　精 20克 | | |

处方用药非常平常。真没想到这么平凡的方子也能治疗癌症！

老师给我们解释："这个患者脉偏细弱，所以先用八珍汤（党参、白术、茯苓、炙甘草、川芎、当归、白芍、熟地黄）补足气血。气血充足了，才能对抗邪气，就像打仗一样，兵马未动，粮草先行。而且八珍汤中包含四君子汤（茯苓、白术、党参、炙甘草），用以守中气，使得土旺则能生金，肺金得养，才能将邪气排出。四君子汤再加上焦三仙（炒麦芽、炒神曲、炒山楂）和木香，则中焦运转，中焦打开，肺中浊气就能下降，通过中焦运化后排出。浊气排出，所以患者的症状减轻了。"

"肺癌患者虽然肺中邪气盛，但是这邪气中有一部分是因为气血营养瘀积而化生的，我们还可以把它利用起来。所以方中用黄精健脾，更主要的是它能和茯苓一起将肺中痰浊通过脾脏运化，再下行到肾中而补益肾精，有天一生水之力。化痰浊同时又能养肾精，一举两得。"

"整个方子紧守中焦脾胃。等到中气充足以后，就可以加一些抗肿瘤的药物，如白英等，来直接对抗肿瘤了。"

听老师这么一说，我感觉肿瘤治疗就像打一场战争一样，要精心设计，步步为营。首先是要把脾胃这个根据地守住，建设好，把兵马养足。然后还要把交通道路打通，既有利于我方部队通行，也要留个路口给敌人外逃，让敌人自觉撤退。最后再跟不肯撤退的顽固分子正面开战。这样，即使不能完全地消灭敌人，但是只要咱根据地还在，就有资本跟敌人打持久战，能拖个 5 年 8 年的，这仗就算是打赢了。相反，如果一开始就大举进攻，很可能敌人没消灭，倒是自己把自己的根据地给毁了，自己灭了自己。

老师讲完后开方，在原来方子基础上加凤凰衣养肺，加桔梗、枳壳配合木香开通三焦气机，加一味珠子参，化瘀通络。

我问老师："手太阴肺经和足太阳膀胱经别通，从这个角度考虑，能不能加一味鬼针草，既能通肠道，同时也能泄膀胱浊气？"

老师略作沉思，说："可以考虑。"

我又问："肺气以宣发为顺，从这个角度讲，能不能加麻黄和杏仁宣降肺气呢？"

老师说："这个思路是正确的，但是现在患者邪气重，心肺正气还不足，所以还不着急用。到了能用的时候，也要用炙麻黄，因为麻黄炙过之后，就没有那么燥烈，既能将肺气缓缓宣发，透气外出，同时药性平和也不会伤及正气。"

后来，我观察到，在另外一个病情较稳定的肺癌患者的处方中，老师把白英、炙麻黄和杏仁都用上了。

患者最后问老师："平时要注意些什么？"

老师告诉他："不能行房事，不要熬夜，以保养肾精。多吃青菜少吃肉，使肠道通畅，浊气才能排出。"

# 54

# 肿瘤治疗实战思路总结：肝、脾胃与肠道是关键

前面讲了这么多，临床时到底应该用怎样的思路去治疗肿瘤呢？

## 肠道是人体排浊的重要通道

经云："胃为十二经之海。"十二经浊气都须通过胃下行，而胃与肠道相通，肠道是排浊的重要器官。另一方面，从表里关系来看，手少阴心经与手太阳小肠经相表里；手太阴肺经与手阳明大肠经相表里；足厥阴肝经与手阳

明大肠经别通；足太阴脾经与手太阳小肠经别通；足少阴肾经与足太阳膀胱经相表里，而足太阳膀胱经与手太阴肺经别通。这样，足少阴肾经也间接地和手阳明大肠经相通。可见，五脏之气都通于肠道。由此可知，肠道是人体脏腑排浊的重要通道。我们治疗肿瘤，就要将浊气排出，而排浊气舍肠道更求何处呢？

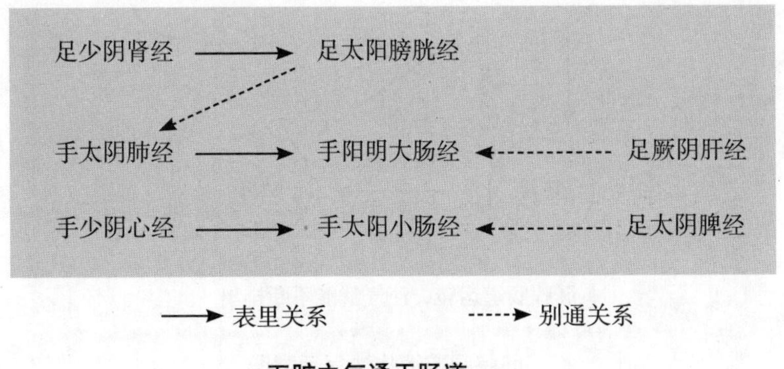


**五脏之气通于肠道**

## 肝与脾胃在肿瘤的产生和转化中起关键作用

肝主疏泄，肝的疏泄之力将气血疏布到人体五脏六腑。肿瘤也是人体的一部分，肝气既然能将气血往肿瘤那里输送，肿瘤的邪气自然也能疏泄到肝经，所以肝既疏布气血，也泄浊气。人体任何一个部位长肿瘤，它的邪气都会经由肝经疏泄。西医认为肝脏是人体最大的解毒器官，在中医看来，就是因为浊气都往肝经传导的缘故。当然，西医解剖上的“肝”和中医理论的“肝”并不一致。而西医所说的“肝脏解毒”功能，在中医而言，其实是由脾脏来执行的。肝受邪气后，就必然会传到脾胃和肠道（肝与脾胃肠道的关系前面已经反复论述，无须多言）。而脾土居中，是气机升降出入的枢纽，邪气既从此入，也经由此而出！且脾土受盛运化之职，不仅运化水谷，也同样运化浊邪。所以，我们经常说土能解毒，就是这个道理。肝将浊气传导到脾胃后，经由脾土的运化，将浊气从肠道排出。这样，只要肝、脾胃、肠道的这个轮子不断转动，肿瘤的邪气就能不断地排出，肿瘤自然能够得到控制。

所以，治疗肿瘤患者，我们只要能保证肝、脾胃和肠道的正常运转，患者能够一直都胃口好，消化正常，大便通畅的话，脾胃后天生化之源不断，肿瘤浊气外排不停，那么战胜肿瘤就有希望。

总而言之，中医药治疗肿瘤，困难很大，潜力也很大。希望同道们，齐心协力，有朝一日能攻克这个难关。

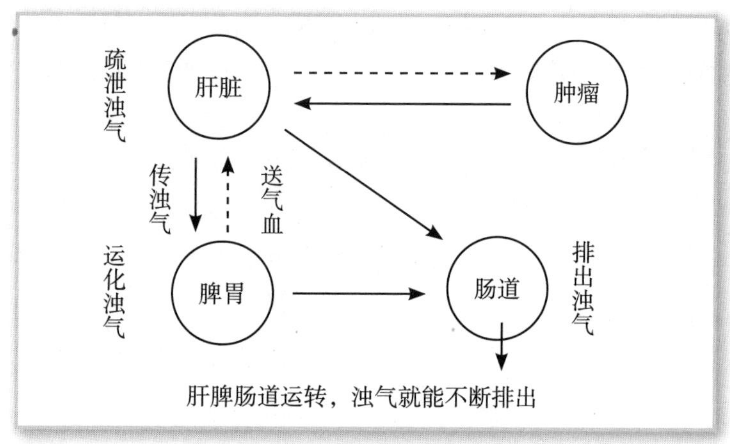


肝脾肠道运化浊气示意图

# 55

# 治病只能愈疾，治“心”才能救人

老师有一段时间经常感慨医药无用。药物只能祛除患者一时的疾苦，却治不了患者的“心”，“心”病不除，疾病最终还是会反复。就像气血亢越的病证一样，气血亢越于外，则精气亏虚于内，患者就会怕热、烦躁不安，同时又怕冷、腰腿无力。用黄连温胆汤或者济生肾气丸导气血下行，症状就会得到控制。但气血上越究竟还是因为患者内心对外在的物质世界过于执着，而内在的精神世界却过于空虚导致，患者的这种人生观如果不能改变，气血上越的内在动力就会一直存在，再发病只是迟早的问题而已。又比如，一个流氓地痞得了重病来看，医生用药物救了他的命，他病好了回到社会上还是个地痞流氓，还是会危害社会。但是如果医生能趁此机会点化他的内心，使他改正自新的话，那就是给了他新的生命，那才是真正的治病救人啊。我坚定不移地认为，一个真正的中医就是要担当这样的角色的！出现疾病，就是身体给你的信息，告诉你犯了错误了，给你改过的机会。可惜的是，很多患者都是个“睁眼瞎”，只看到身体这个躯壳，却看不到自己的行为和内心的错误。但一个优秀的中医生可不能当“睁眼瞎”。他不但要看到疾病，还要看到疾病的根源。不但要针对疾病下药，还要指引患者改正自己的行为和内心世界。所以，我们经常看到老师即使再忙，也要抽出时间来反复地告诫和教育患者。

老师每天都在治病的同时治“心”。其中最让我印象深刻的是刚来老师这里时，老师治疗一个黑社会老大中风偏瘫的故事。

这个人不简单，他本是当地一个黑社会团体的小成员。由于他做事果断，胆大心细，人很坚强，非常能吃苦，同时他意志力超乎常人，决定要做的事情，无论困难多大，他都会坚持不懈，想方设法去完成。依靠他自己的努力，他一步一步地往上爬，当上了团体的老大。他带着手下混得风生水起，势力逐渐壮大，眼看就要把周围的帮派团伙都吞并了。然而，正在他春风得意的时候，命运给了他当头一棒！他突然间脑出血中风发病，经过医院抢救，虽然活了下来，但是右侧半身肢体却瘫痪了。右边手不能动，脚不能行，如同废人一个。他不甘心残废一辈子，经过多方打听后，拄着拐杖，只身一人来到老师这里求医。

他见到老师后，给老师讲了他的经历，要求老师无论如何一定要想办法把他的病治好，不然他就不走了。老师说：“这是你作恶多端的报应，我治不了。”

他一字一顿地对老师说：“我的病如果你不给我治好，那我活着也没用了，我就从你诊所前这桥上跳下，了此一生。”

老师一听，这人果然有股狠劲儿，或许还有治愈的希望。再说，治病的过程也可以同时教育感化他。于是对他说：“你要想我给你治病，除非你答应我改邪归正，不再做坏事，否则，你就跳桥死去吧。我也不拦你。我给你一天时间，你先回旅店考虑清楚了，明天再来找我。”

他转头回旅馆去了。老师当晚却是一夜没睡好，苦苦思索着怎样才能治好他的病。

第二天，他回来了，对老师说愿意改过自新，他要命，不要他的黑帮兄弟了。老师于是给他诊治开药。同时用一个簸箕装了许多的豆子，要求他每天坚持练习用手来捡豆子。从此，他风雨无阻，每天一早就来到老师药房里。老师在旁边看病，他就坐在旁边捡豆子，一坐就是一整天，天天如此。刚开始的时候，豆子都拿不住，只能从一边拨到另一边，然后再拨回来。时间一天天过去，慢慢地他的右手能捏得住豆子了，老师又把豆子换成更加小个的让他继续捡。就这样，2 个月以后，他的右手居然基本能正常活动了。但是右脚还是只能动一点点。老师于是给他弄了一根较轻便的木头拐杖，让他天天拄着拐杖去爬牛头山。又过了一个月，他的手脚都渐渐地有力起来，老师于是给他换了个重达 5 斤的拐杖，让他拿着继续每天爬山。每天太阳一出来他就去爬山，太阳下山了，他才回来。下雨天气不好的时候，他就到老师的药房坐着看老师治病救人，和老师畅聊人生。

就这样半年过去后，他的半身瘫痪居然奇迹般的完全好了。而且，一路以来，在老师的言传身教，谆谆教诲下，他洗心革面，重获新生，由一个心狠手辣的黑帮老大转身成为一个正直善良的人。

临走前，他对老师千恩万谢，并告诉老师，以前做黑帮老大的时候，表面虽然很风光，但内心却十分彷徨不安。现在生活虽然很简朴，内心却很踏实很自信。他还请教老师回去后做什么好。老师建议他种植中药材，一来可以通过自己的劳动谋生，二来老实种好药材，不作假不参伪，卖出去能治病，也算是积累功德了。

于是，他回到家里后，老老实实种植中药材，诚恳侍奉双亲。见到他的人都说他完全变了个样子。但是，他昔日的手下经常过来找他，想请他重新出山，他拒绝了一次又一次，那些手下都不死心，令他深受困扰。后来，他干脆皈依佛教，在家里摆了佛堂，一有空就拜佛念经。那些手下们一看，昔日一起拼杀的老大，竟然信这个东西，看来真是没得救了。从此以后，再也不来找他了。

可见，治病只能解除患者一时的疾苦，治“心”则能救人一生。善治“心”者，方为上上医啊。

# 附一 | 癌症患者应如何调整心态

来老师这里看病的癌症患者越来越多了。

但是有不少来老师这里的癌症患者都没有摆正心态。他们都会问老师同一个问题："有没有把握治好我的病？"老师答"没有把握"不行，答"有把握"也不是，每次都要大费口舌跟他们解释。所以我觉得很有必要把这个问题写下来，讲清楚。

癌症患者首先要放下！对于癌症患者来说，死亡就是第一个要面对的问题。因为癌症病情发展非常迅速，尤其是疾病发展到中晚期的时候，往往预示时日已经不多了。在死亡面前，什么金钱、权利地位，什么恩怨情仇都不值一提。癌症患者必须要明白这一点，生命没有了，一切也就没了。不要再想着怎么升职了，不要再挂念着做生意赚了多少亏了多少了，不要再挂着家里还有什么事情要你去做了，不要再记恨谁谁谁曾经伤害过你，骗过你，辜负过你了。这些都要放下，甚至连自己还能不能活都不要想了。要知道，肿瘤它是个"恶"的东西，它能长在身上，必须要有"恶"的环境和气化。这个"恶"环境和人的欲望以及负面情绪有很大关系，当你能真正放下一切，做到心无挂碍的时候，这极度恶的肿瘤因为你身上不再存在它生存的土壤，就会自然地枯萎脱落而离开你。须知，觉醒的智慧，才是治疗一切疾苦的根本啊。遗憾的是，很多癌症患者都不明白这个道理。死到临头，还不能放下。非要老师给一个一定能治好的承诺。对于癌症，无论中医西医，又有谁能保证一定能治好呢？一个有良知的医生，怎么可能会随便做出这样的承诺呢？

其次，无论是看西医还是看中医，无论是看哪个医生，都应对自己选择的医院和医生完全地信任。如果患者不信任医生，甚至对医生心生抵触，吃了药稍微有点反应就怀疑医生用药不对，医生就根本没有办法展开手脚治疗，效果怎么能好。要知道，中医治疗顽疾重疾，用药后出现疼痛、眩晕、腹泻等都是常见的，是药物和人体邪气抗争以及邪气排出的表现。

事实上，我们亲眼所见，来老师这里治疗的癌症患者效果都不错。我印象最深刻的是一个晚期宫颈癌的患者，因为无法忍受化疗的痛苦，化疗还没做几次就放弃了，选择来老师这里吃中药。患者信心坚定，放下家里的一切，专门在大川里面租了套房子住，就是为了方便找老师看病。同时患者非常信任老师，无论是吃药还是生活起居、为人处事，老师一说就听，老师一讲就改。患者心态也非常乐观，每次看到我们都是乐呵呵的。我在老师这里学习将近两年，患者也在老师这里看了两年，现在都还好好的。

但愿，来老师这里的癌症患者都能摆正心态，积极配合老师治疗，战胜病魔，早日康复！

# 附二　彩图

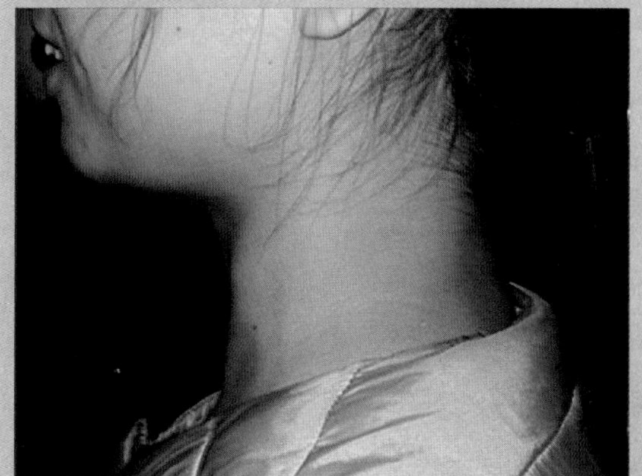

彩图 1

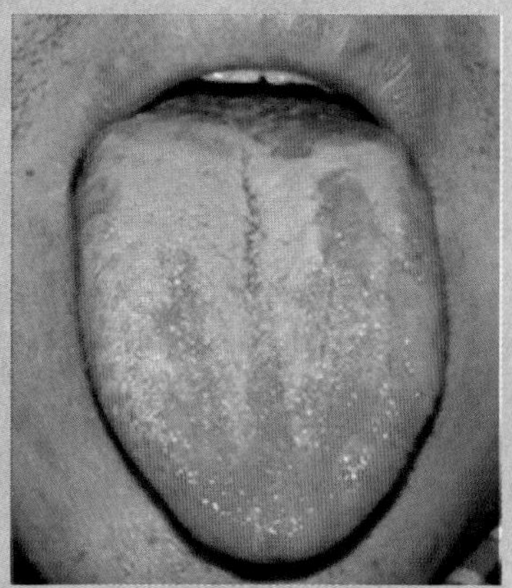

彩图 2

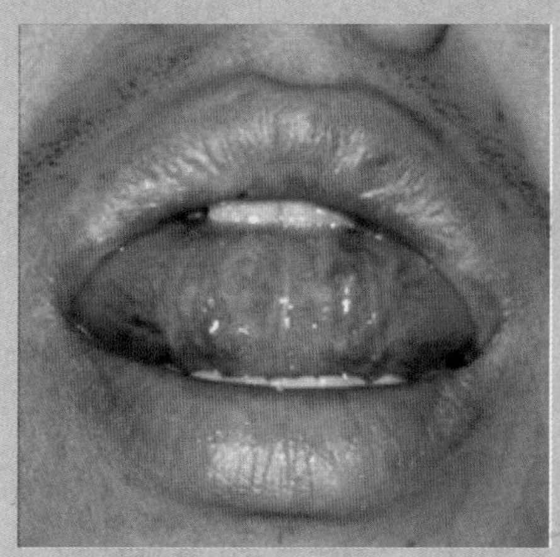

彩图 3

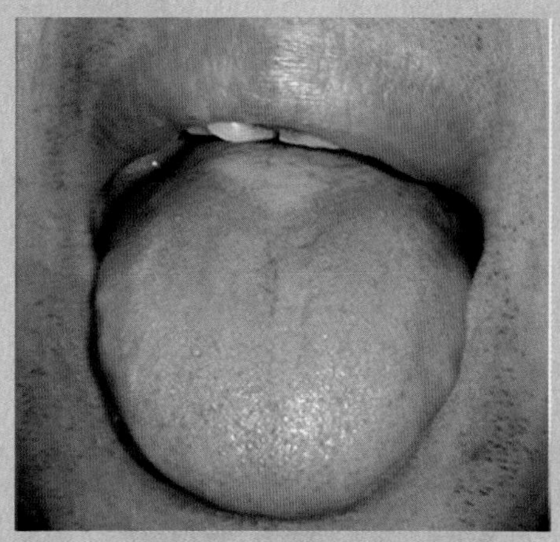

彩图 4

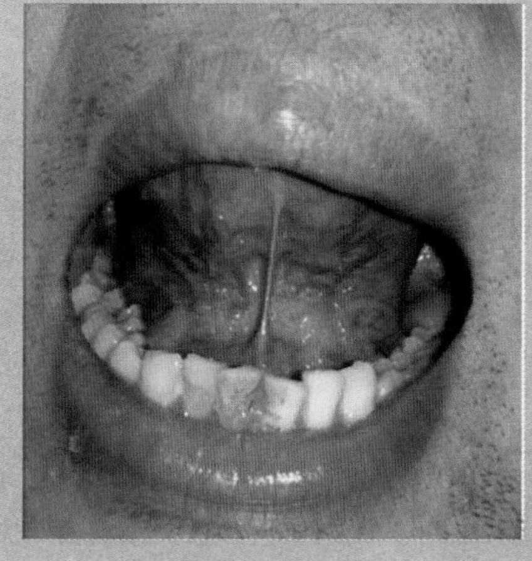

彩图 5

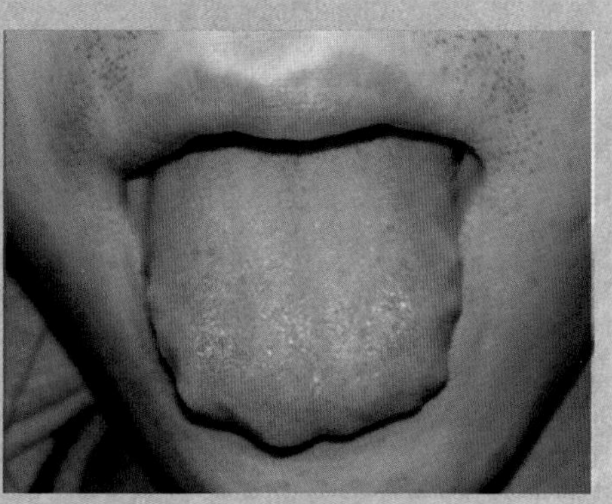

彩图 6

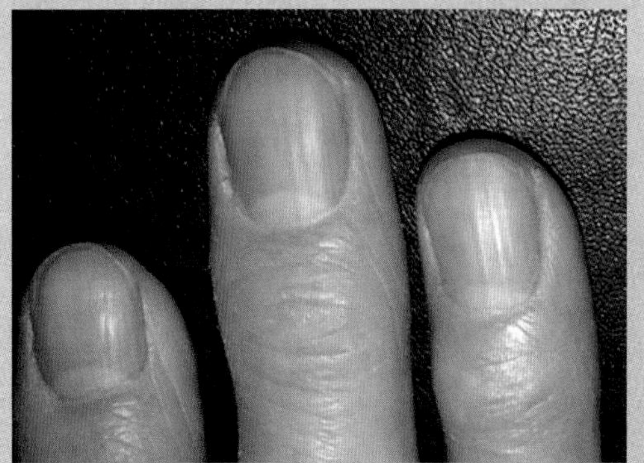

彩图 7

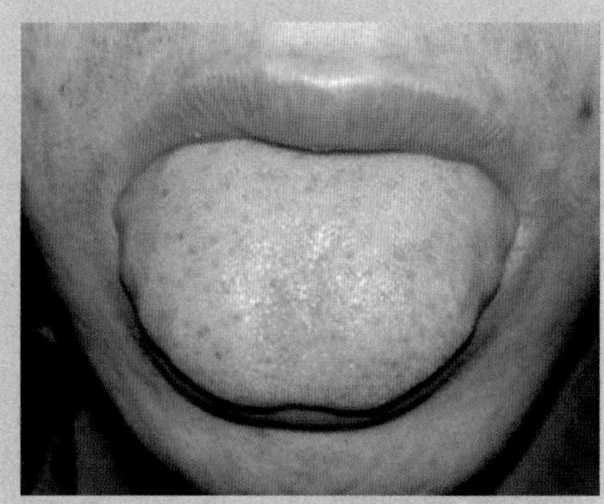

彩图 8

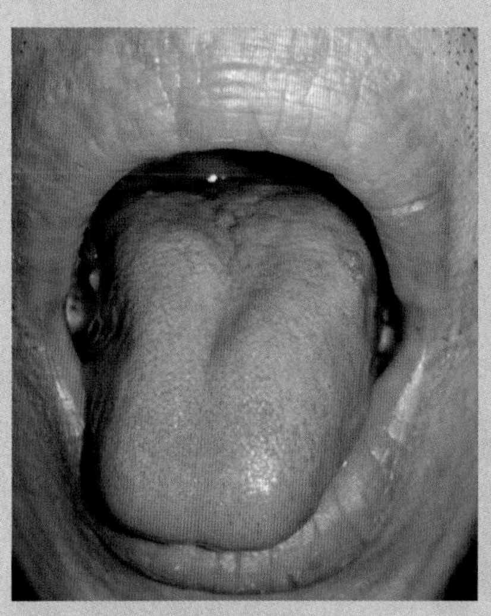

彩图 9

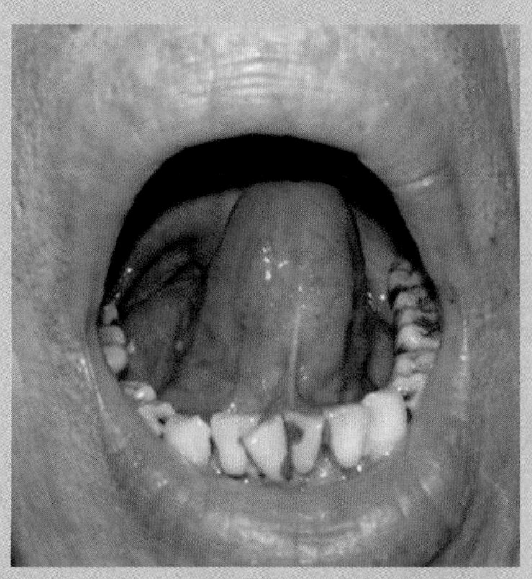

彩图 10

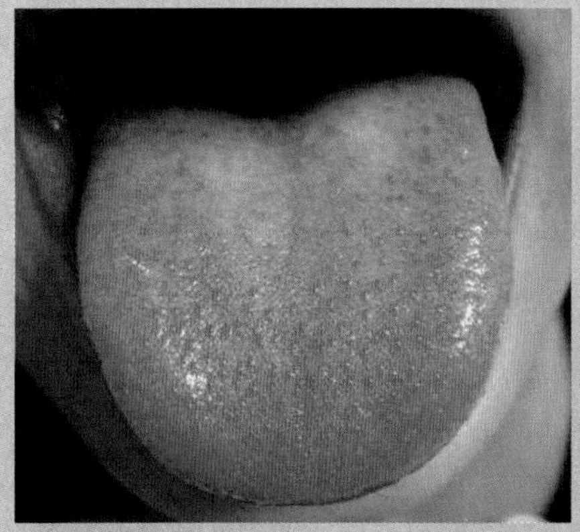

彩图 11

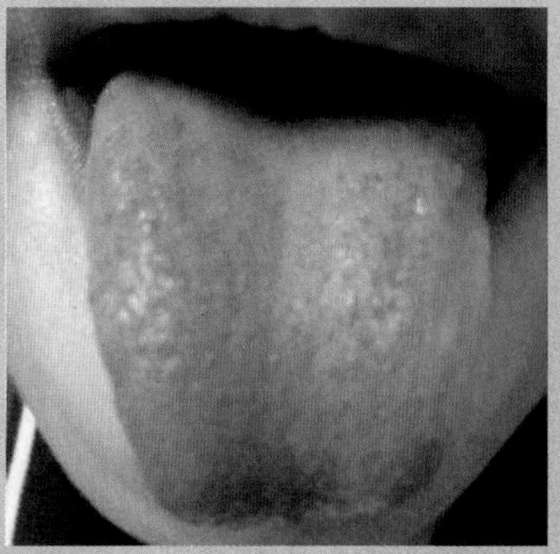

彩图 12

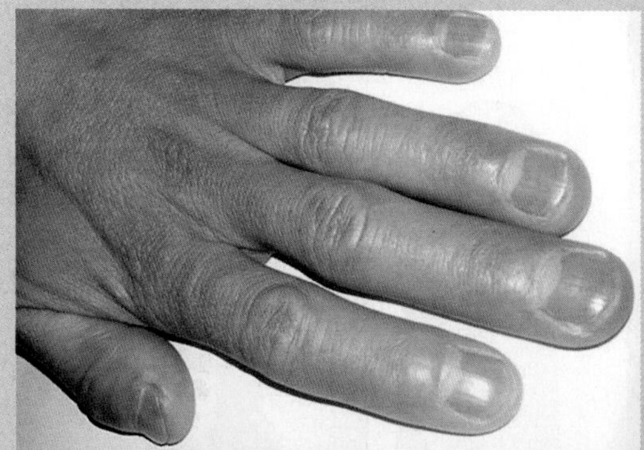
彩图 13

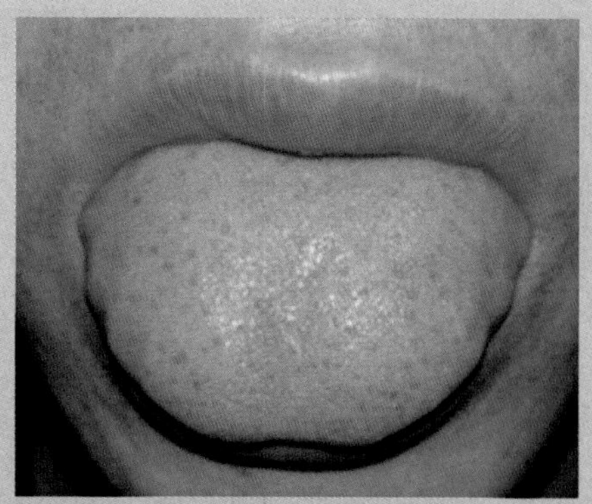
彩图 14

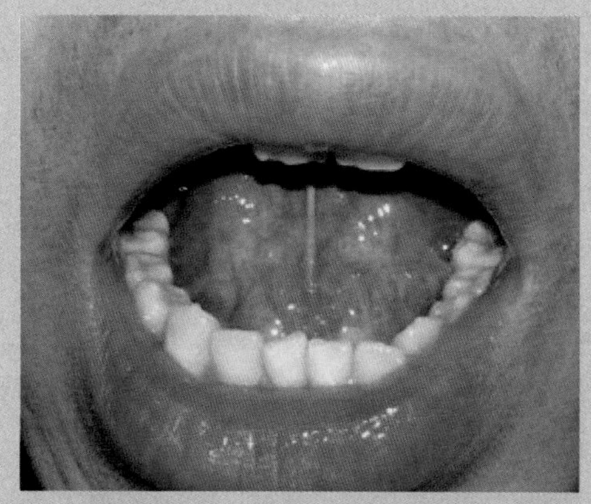
彩图 15

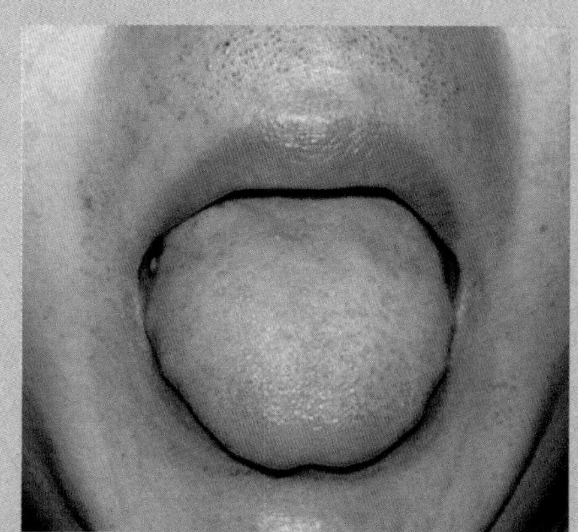
彩图 16

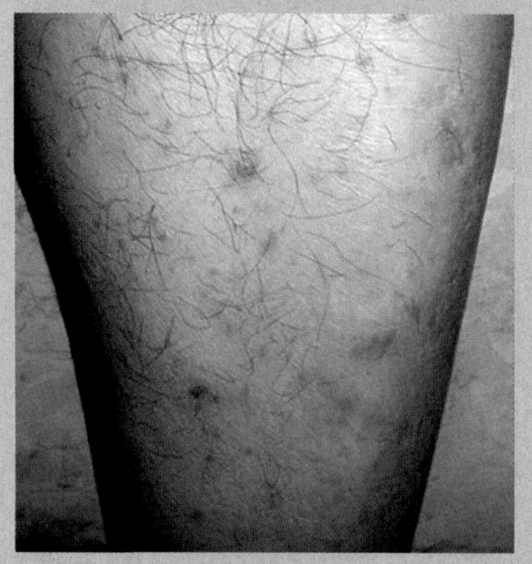
彩图 17

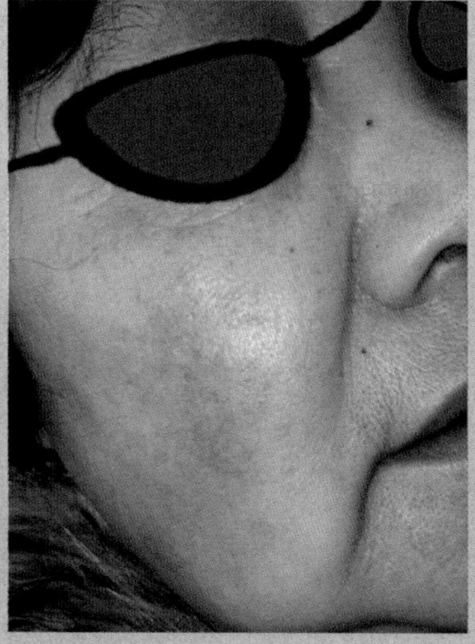
彩图 18

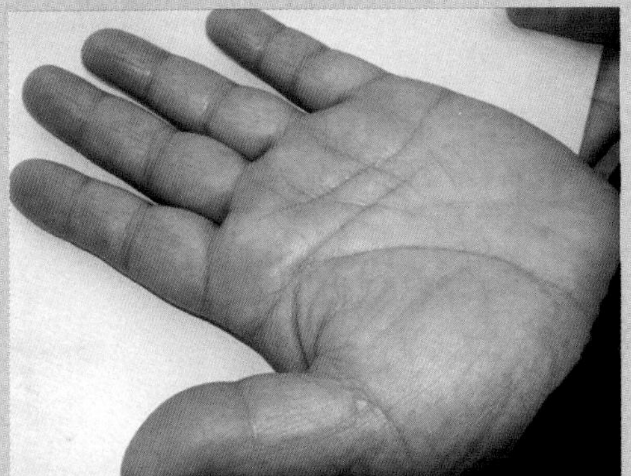

彩图 19

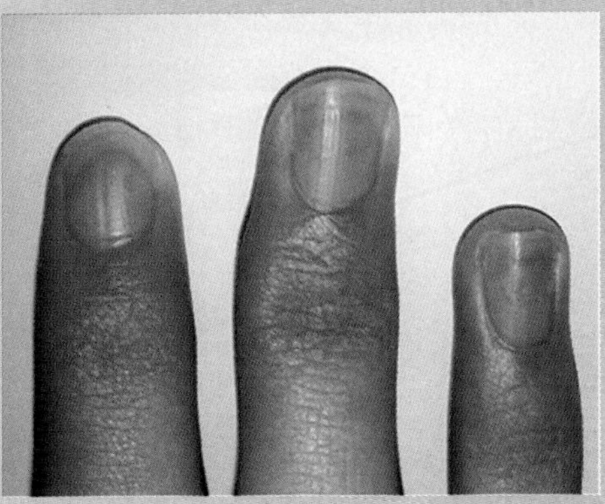

彩图 20

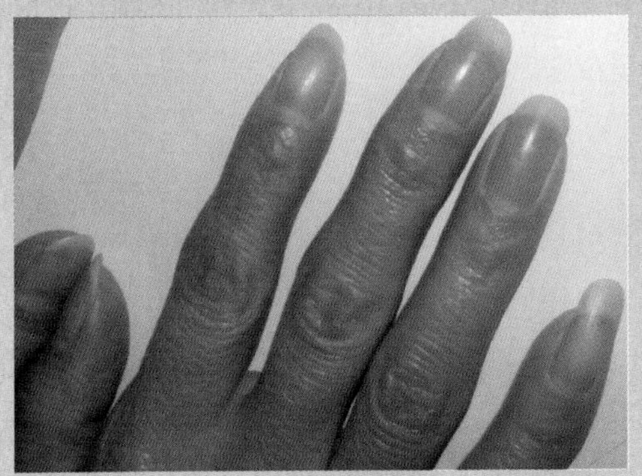

彩图 21

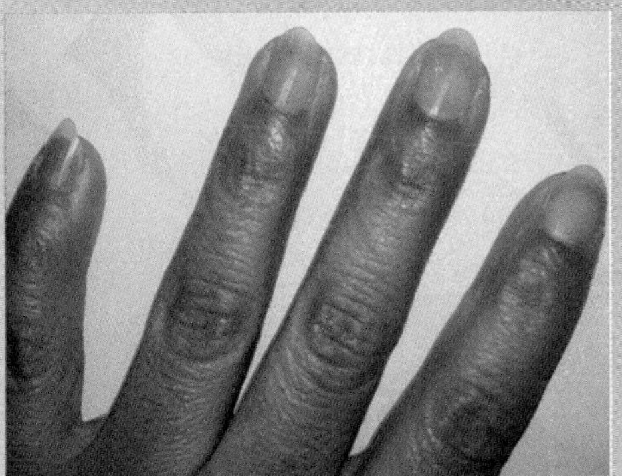

彩图 22

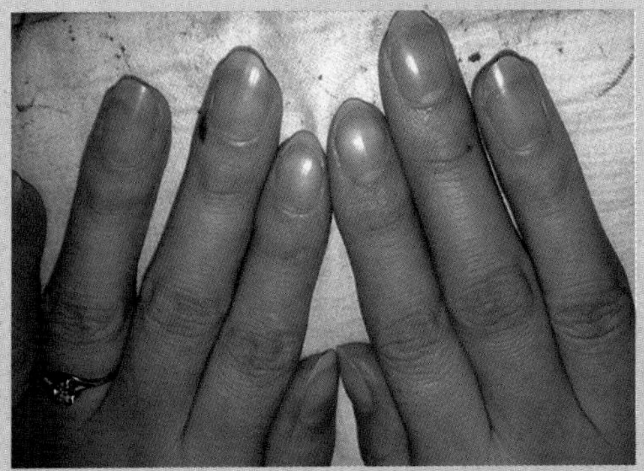

彩图 23

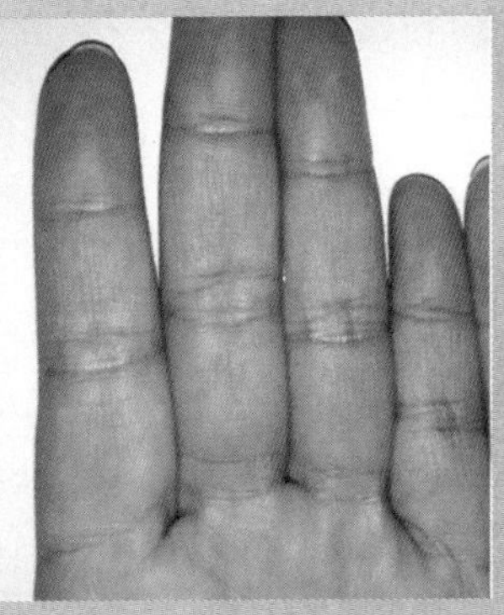

彩图 24

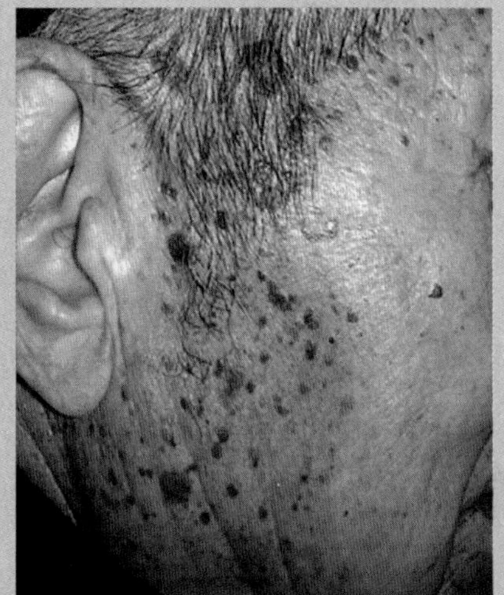

彩图 25

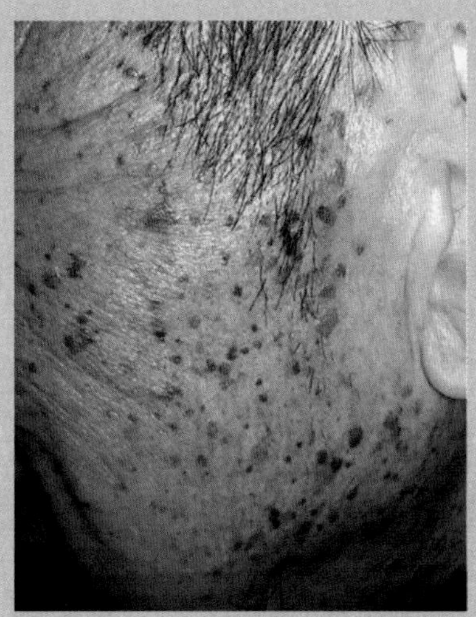

彩图 26

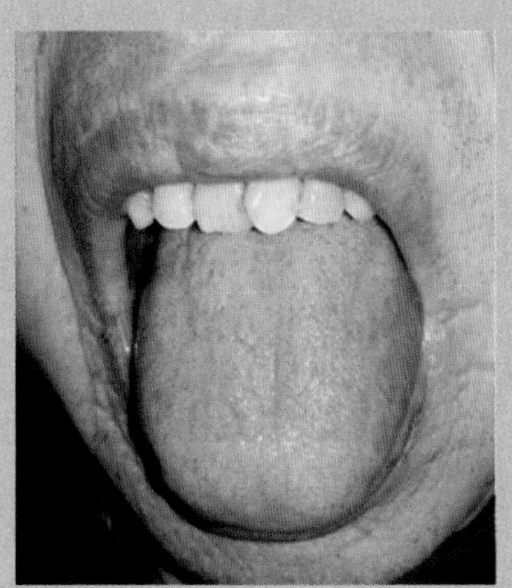

彩图 27

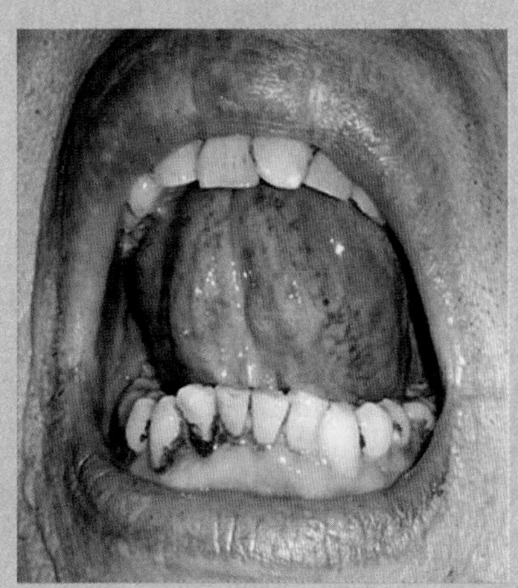

彩图 28

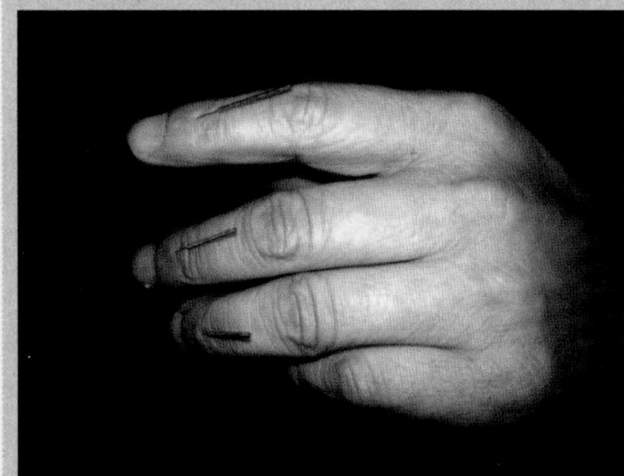

彩图 29

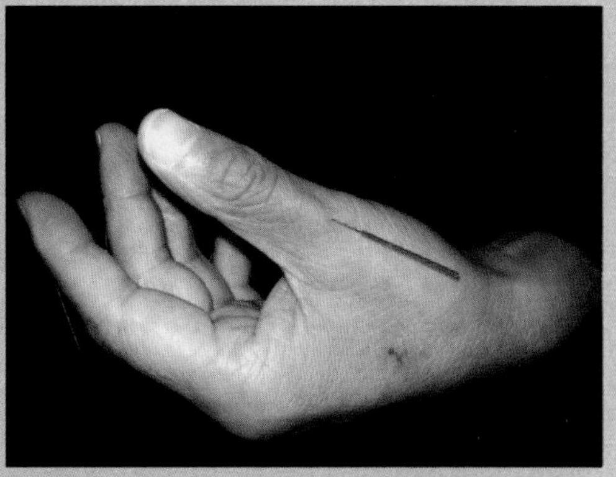

彩图 30

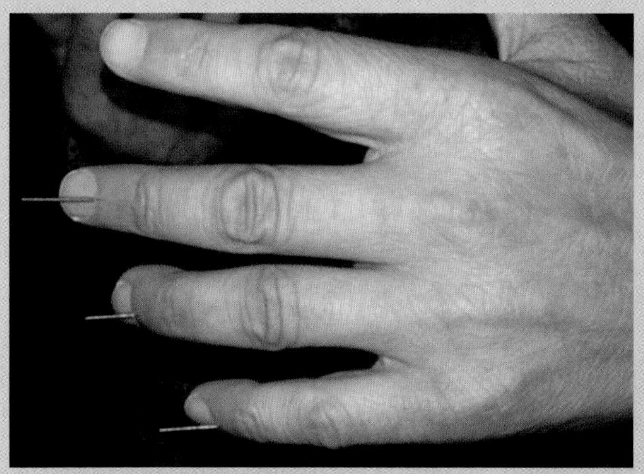

彩图 31

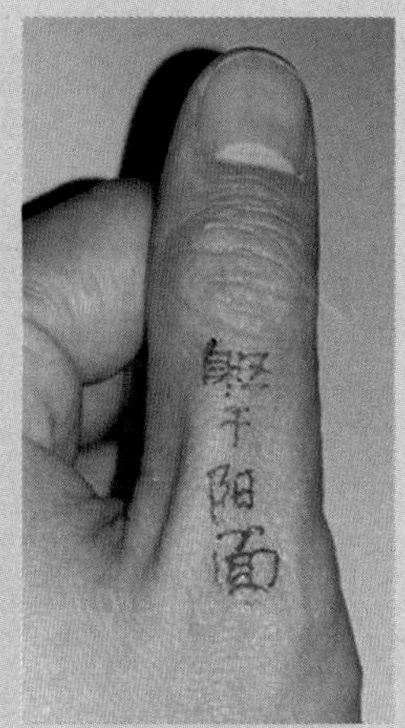


彩图 32

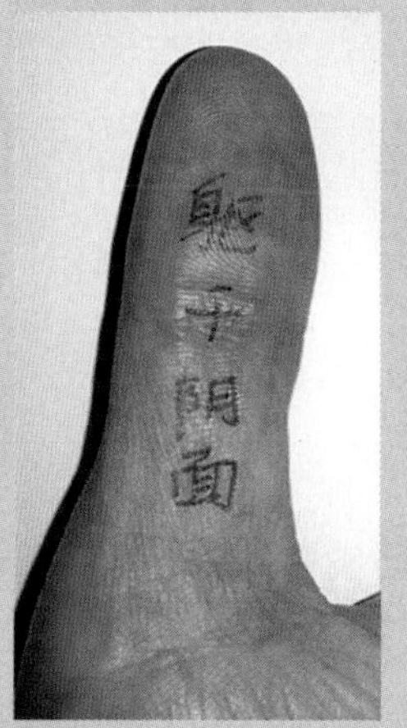


彩图 33

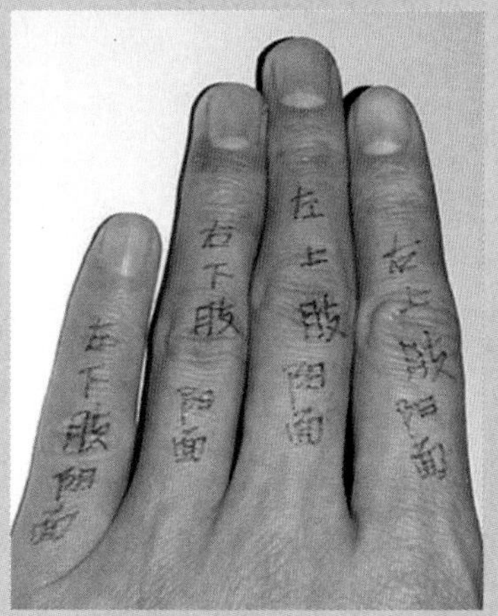


彩图 34

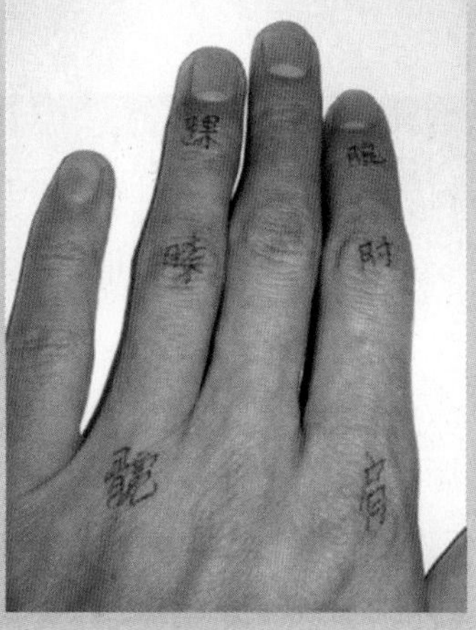


彩图 35

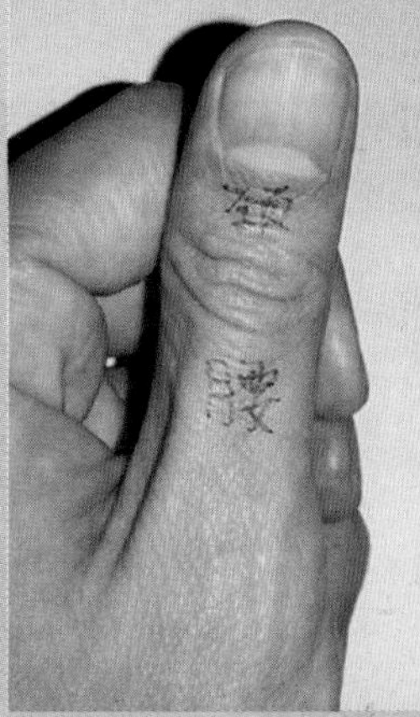


彩图 36

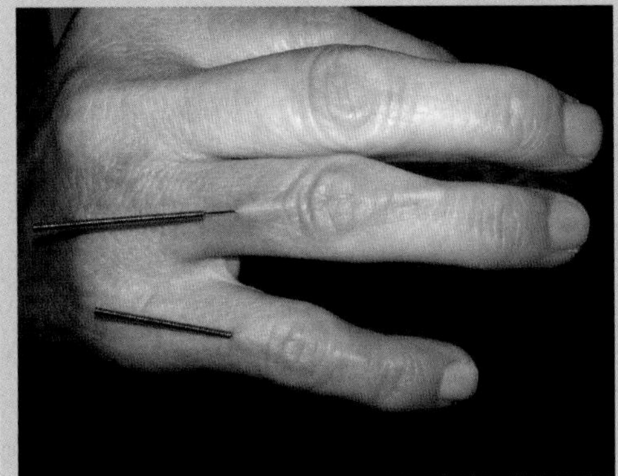

彩图 37

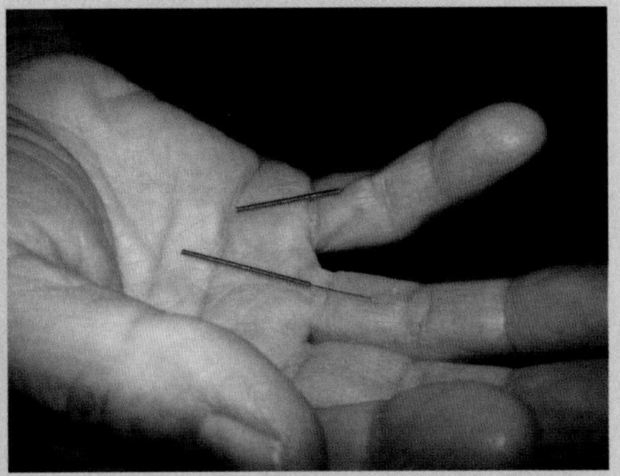

彩图 38

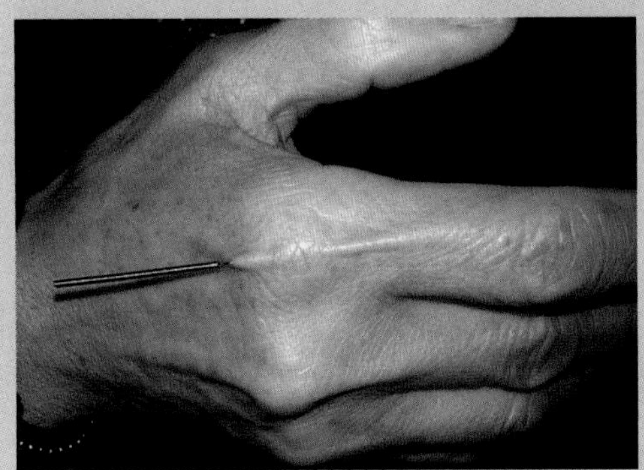

彩图 39

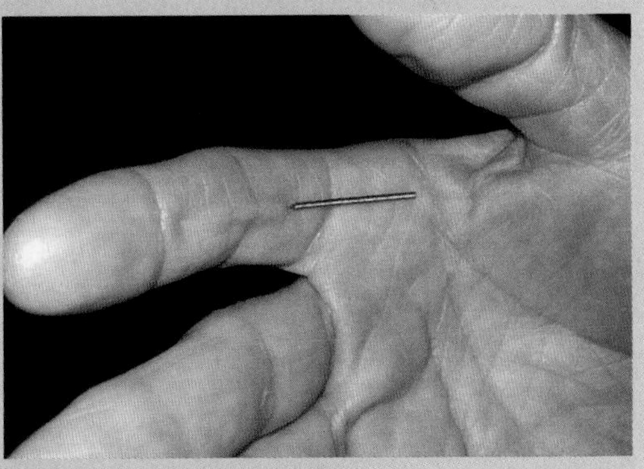

彩图 40

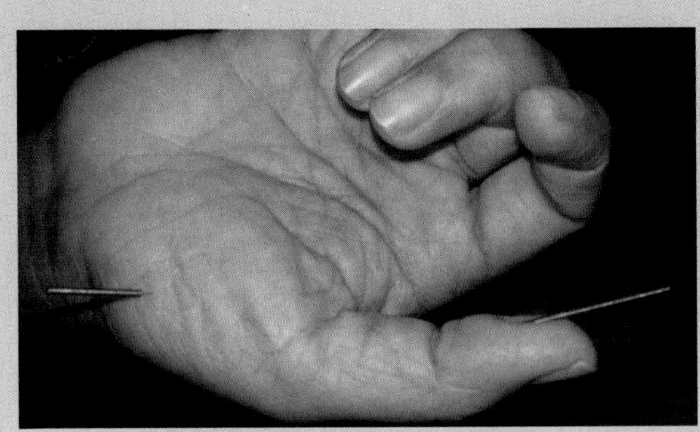

彩图 41

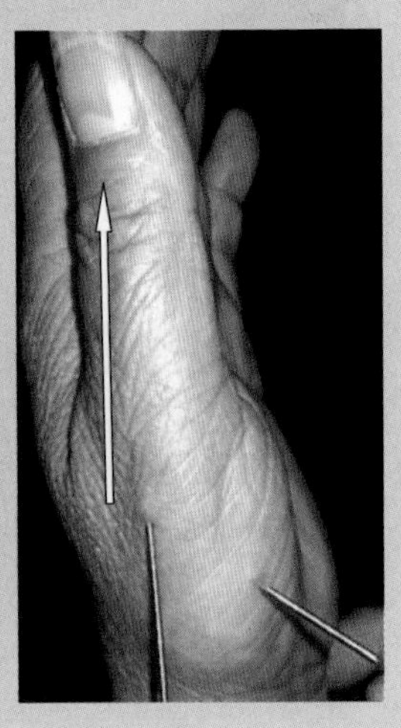

彩图 42

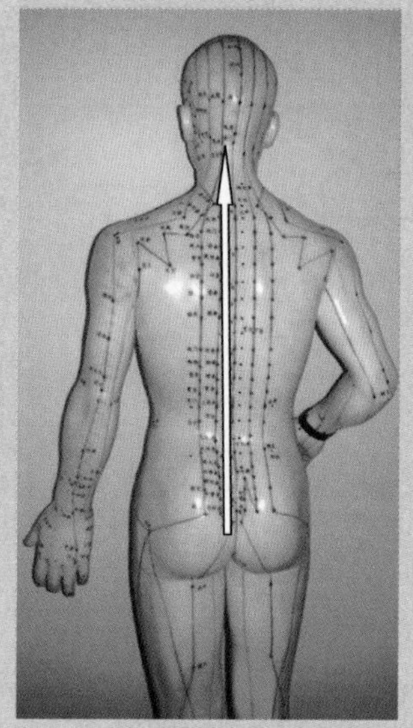

彩图 43

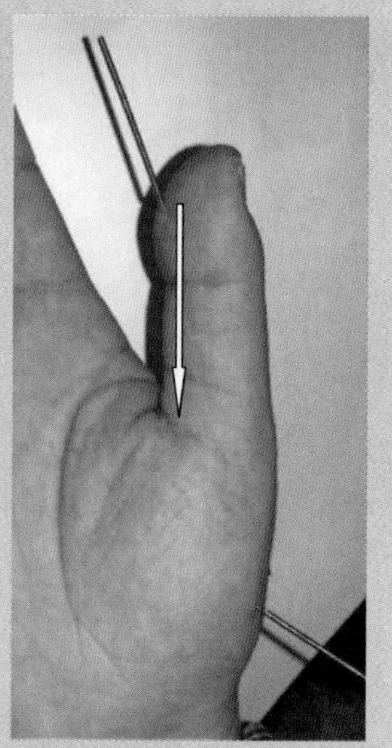

彩图 44

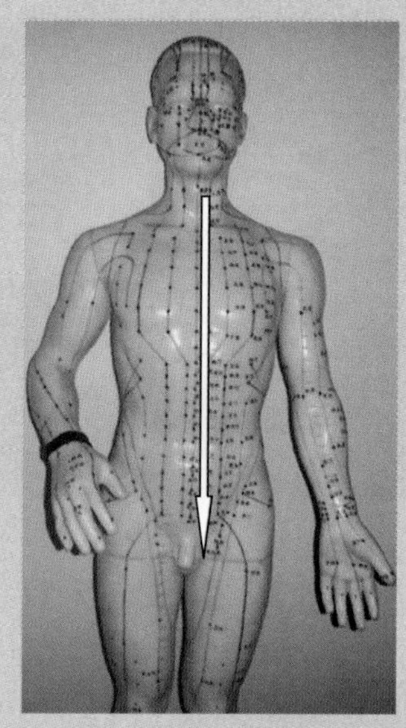

彩图 45

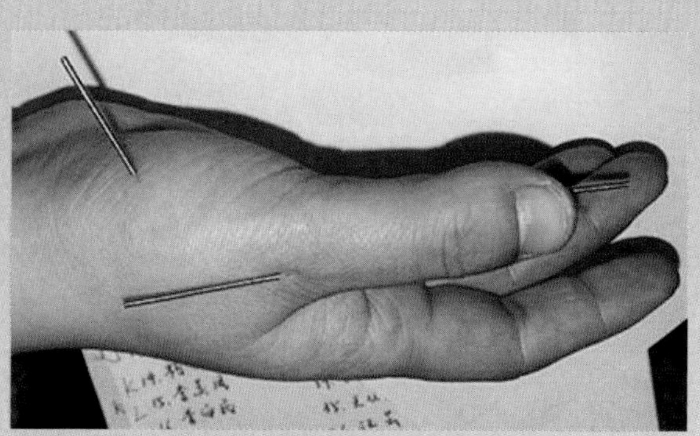

彩图 46

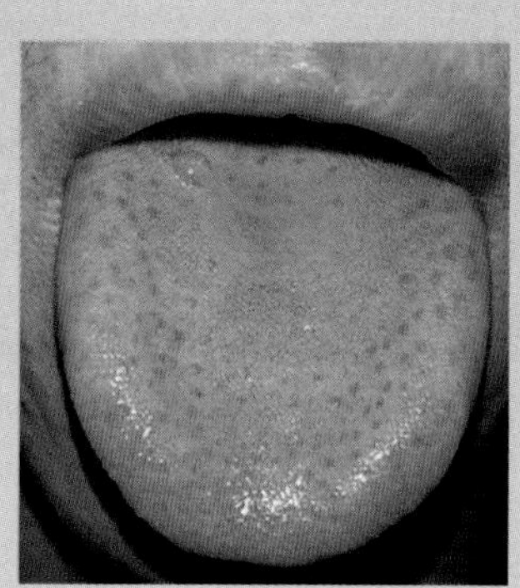

彩图 47

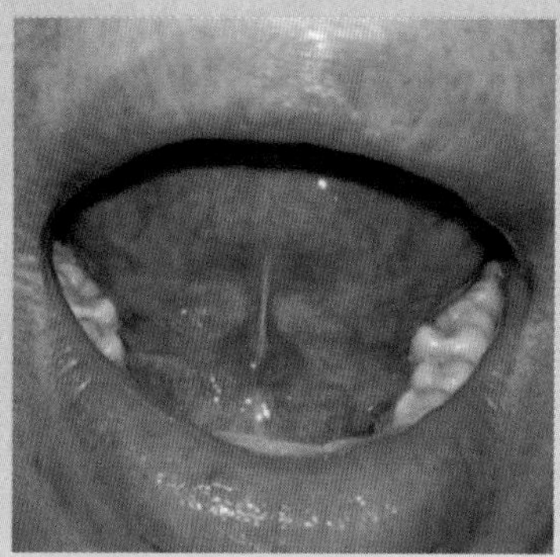

彩图 48

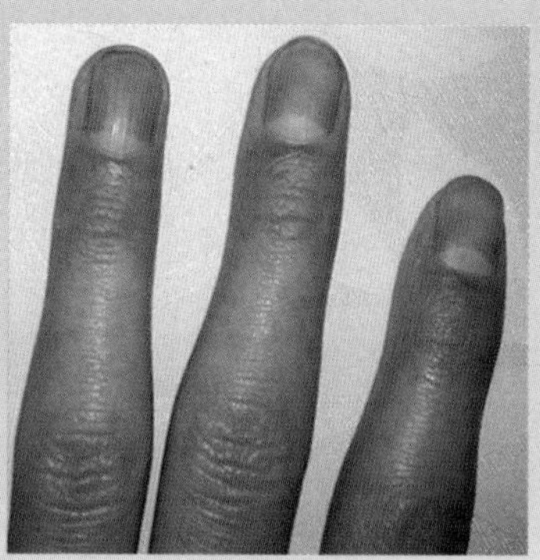

彩图 49

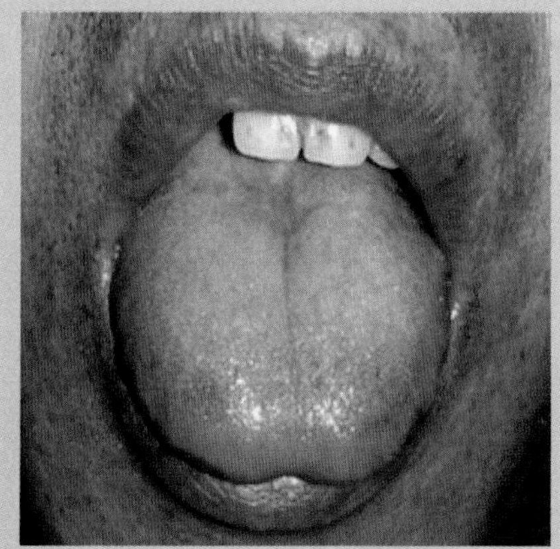

彩图 50

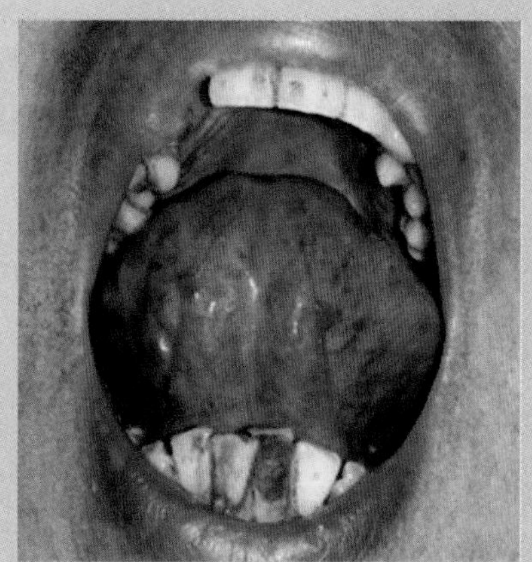

彩图 51

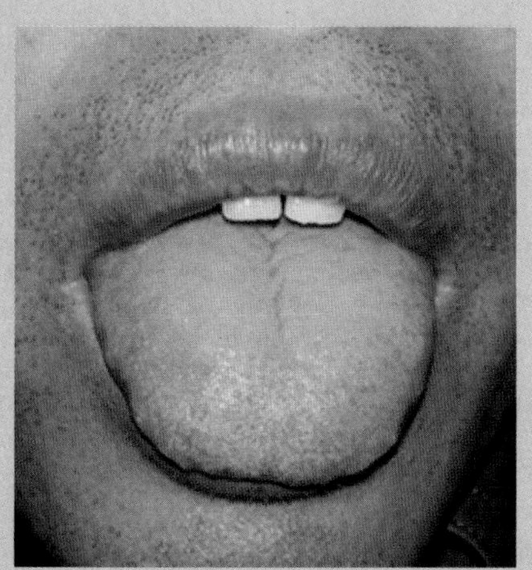

彩图 52

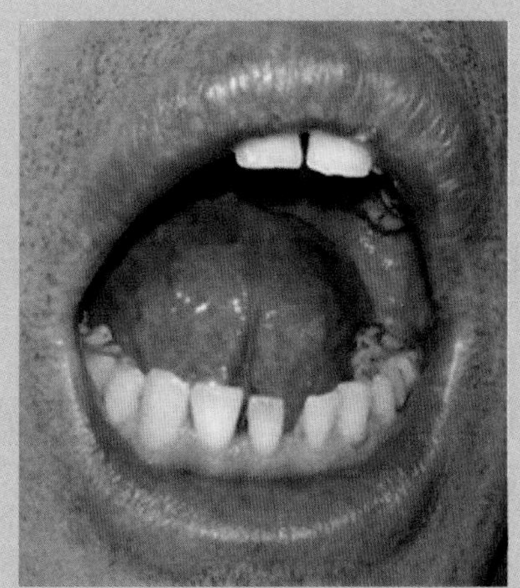

彩图 53

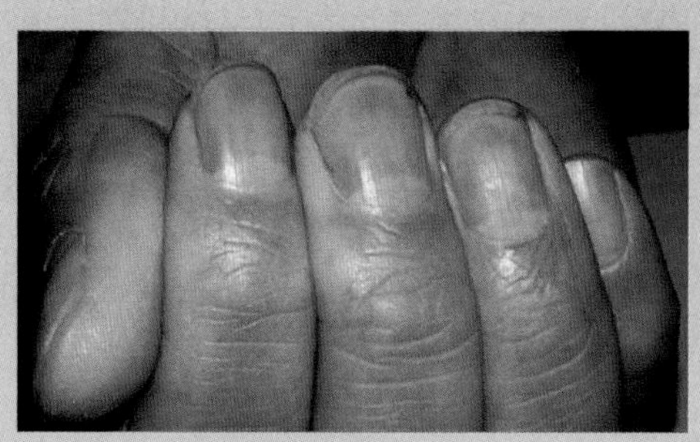

彩图 54

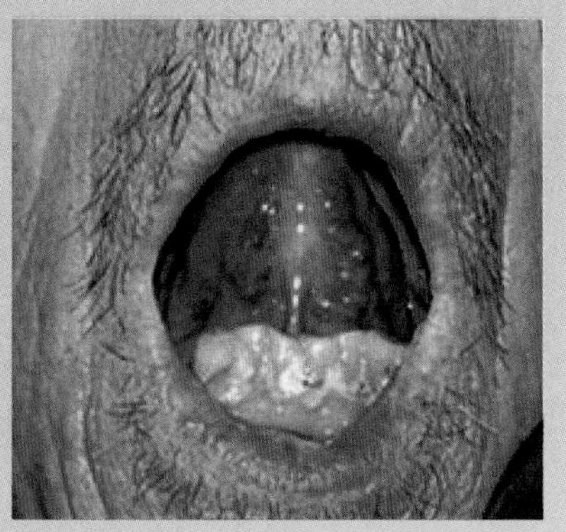

彩图 55

# 推荐阅读

## 《医间道——十站旅行带你进入中医殿堂》

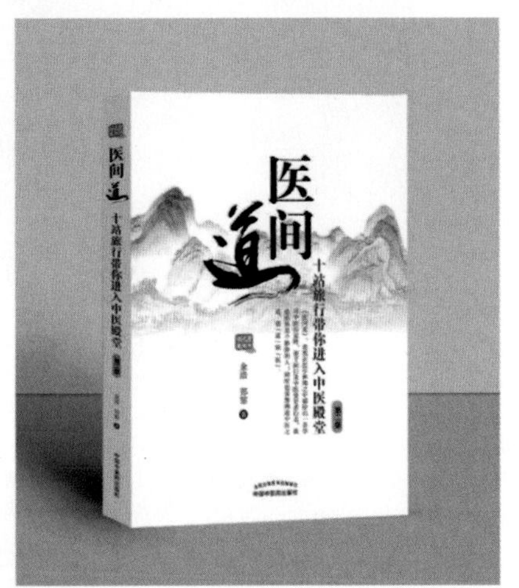

- 书号：978-7-5132-5788-6
- 作者：余浩　郑黎　著

### 编辑推荐

**中医入门经典之作**
**任之堂主人亲撰的首部中医学畅销书**
**一版狂印 19 次，修订增补，重装上市**

### 内容介绍

本书为任之堂中医入门经典之作。第一版印刷 19 次，广受好评，本版为修订增补版。

书中以十站旅行的形式分解学习中医的必经之路，按照中医基础、中药、药方、病机、治法、医理、临床、医案的顺序介绍了中医药知识。以旅行提示的形式与读者互动，提出问题，并推荐读者进行相关内容的扩展阅读，帮助读者将学习过程深入下去。

本书创造性地提出了“脏腑阴阳气血循环图”这样图形化的学习工具帮助读者更为形象直观地理解中医理论，介绍中药时根据某一脏腑疾病用何药来分类等，处处紧扣临床实用，使读者更容易学以致用。

全书以口语化的行文，把深奥的医理尽可能阐述得简单同时有趣，并穿插了作者的临床验案，可读性较强。

# 推荐阅读

## 《阴阳九针针法集》

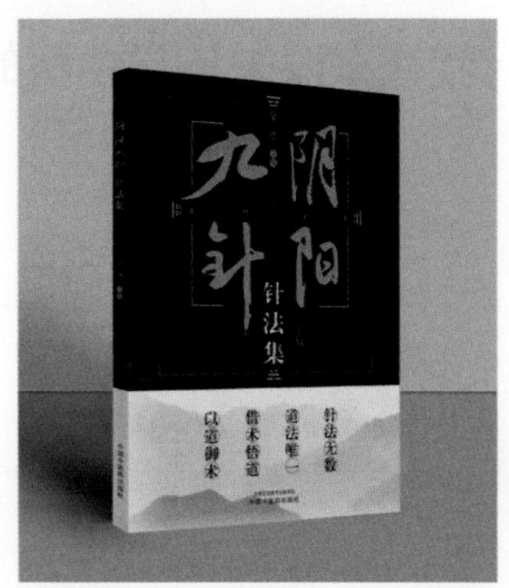


- 书号：978-7-5132-7219-3
- 作者：余浩　主编

### 编辑推荐

**任之堂主人余浩重磅新书**
**阴阳九针针法全集，道家针法不传之秘**
**针法无数，道法唯一，借术悟道，以道御术**
**阴阳九针，九针为术，阴阳为道。以阴阳御九针，则变化无穷！**
**九针之用，升降相配，阴阳相随，气机周流，循环往复。**

### 内容介绍

本书为任之堂“阴阳九针”系列图书的第三本，是任之堂主人余浩自创的道家针法——阴阳九针的针法全集。全书包括阴阳九针原理、阴阳九针概述、阴阳九针针刺注意事项、阴阳九针初级针法、阴阳九针中级针法、阴阳九针高级针法、阴阳九针组合针法、阴阳九针杂病针法八章。介绍了阴阳九针产生的背景和理论基础，详解阴阳九针从初级到高级各级针法以及组合针法、杂病针法的含义、进针部位、进针方法、功效、主治病证、注意事项等，集阴阳九针疗法之大成，充分体现了该针灸疗法的最新进展和提高技巧，更具实用性和可操作性。全书辅以多张图片，图文并茂，一目了然。

# 推荐阅

## 《我在东汉末年学中医的日子——另辟蹊径读伤寒》

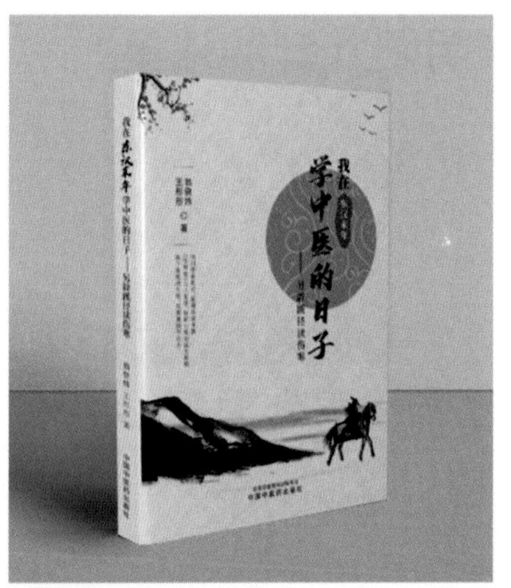

- 书号：978-7-5132-7934-5
- 作者：翁骁炜 王彤彤　著

### 编辑推荐

**回归仲景真意，追溯伤寒本源**
**《伤寒论》三大定律、妙解小柴胡汤方程组……**
**换个角度读伤寒，驭繁就简学经方**
**中医“小白”学经方记**
**首部对话体《伤寒论》主题小说**
**一问一答，妙趣横生，帮你打通《伤寒论》的任督二脉**
**快速入门《伤寒论》，经方原来可以这样学**

### 内容介绍

本书为解读《伤寒论》的入门读物。原为“东汉末年”公众号上的系列文章，讲述了一个刚刚从复旦数学系毕业的女生学习《伤寒论》的故事。全书以日记的形式，记述了师徒之间关于《伤寒论》的问难与应答。通过不同主题的故事，讲解了《伤寒论》的基础知识、用药、方证等。其中不乏作者的深入思考和独到见解。

全书共 26 章，结合伤寒名家胡希恕的理论，从中医标准开始，提出了《伤寒论》三大定律，详细讲解了《伤寒论》中常用药的药证，构建了完整的方证药证体系。